TI ILLUSTRIAMO COME

È FACILE SMETTERE DI FUMARE SE SAI COME FARLO

Allen Carr's Easyway®

È facile smettere di fumare

TI ILLUSTRIAMO COME

È FACILE SMETTERE DI FUMARE SE SAI COME FARLO

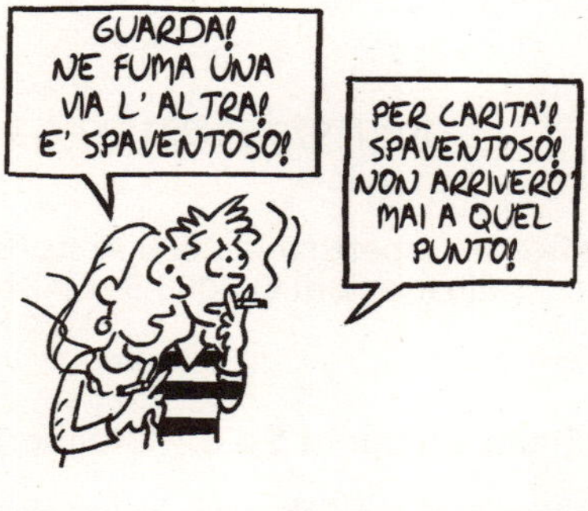

BREVE GUIDA DI UN FUMATORE PER SMETTERE DI FUMARE CON FACILITÀ

PER CHI È SEMPRE DI CORSA, PER CHI NON HA MAI TEMPO E PER CHI È UN PO'... PIGRO!

Allen Carr e Bev Aisbett

EWI EDITRICE

Dello stesso autore:

È facile smettere di fumare se sai come farlo
È facile controllare l'alcol se sai come farlo
È facile controllare il peso se sai come farlo

Titolo originale: The Illustrated Easy Way to Stop Smoking
Traduzione di Francesca Cesati

I Edizione Febbraio 2009

ISBN: 978-88-901233-6-8

Stampa Valprint S.p.a. – Brugherio – (MI)

Pubblicato da EWI srl
Via Renato Fucini 3
20133 – Milano

Questo libro è stato stampato su carta fornita da cartiere scandinave che utilizzano legno proveniente da foreste gestite in maniera corretta e responsabile, secondo rigorosi standard ambientali, sociali ed economici.

CONTENUTI

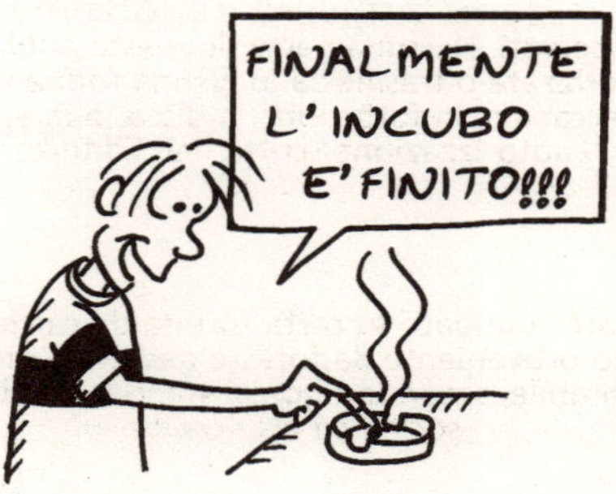

Questo libro è dedicato ai miei
diretti colleghi Robin Hayley, John Dicey,
Madeleine Mason e a tutti i terapisti
internazionali EASYWAY
che rinunciando, senza eccezione,
a professioni di successo e ben retribuite
si sono dedicati con passione
alla nostra causa.

Allen Carr

A mio zio Percy
scomparso dopo una lunga e terribile lotta
contro l'enfisema, tragica conseguenza
dell'esser stato
uomo del suo tempo,
quando cioè non si sapeva ancora
come risolvere il problema.

Bev Aisbett

COS'È EASYWAY

100 sigarette! tante era arrivato a fumarne al giorno. Questa dipendenza aveva portato Allen Carr alla disperazione, sino a quando nel 1983, dopo infiniti tentativi per smettere, tutti falliti, scoprì quel che il mondo stava aspettando: un METODO FACILE PER SMETTERE DI FUMARE che chiamò EASYWAY.

Oggi, vi sono oltre 150 Centri Allen Carr's in più di 40 nazioni. In appendice troverete la lista dei Centri e un Buono Sconto valido all'atto della prenotazione di un Seminario Allen Carr's Easyway in tutto il mondo (voi non ne avrete più bisogno ma potrete darlo ad un amico). Tutti i Centri offrono una genuina Garanzia di Rimborso in base alla quale la nostra percentuale di successo è superiore al 90%.
Per maggiori informazioni riguardanti i seminari telefonate ai n. 02 70602438 - 393 9417855

Il metodo Allen Carr's Easyway è anche disponibile nella versione non illustrata con il titolo "È facile smettere di fumare se sai come farlo" Ed. EWI, come Seminario, in formato DVD e come gioco per "Nintendo" DS. Per ulteriori dettagli e per altri libri di Allen Carr dove il metodo Easyway viene applicato per risolvere problemi diversi quali quelli riguardanti il peso o la dipendenza da alcol, visitate www.allencarr.com oppure www.easywayitalia.com

ALLORA, VUOI SMETTERE DI FUMARE?

Mi sembra **CHIARO** che,
se hai preso questo libro,
sei pronta a
SMETTERE DI FUMARE!

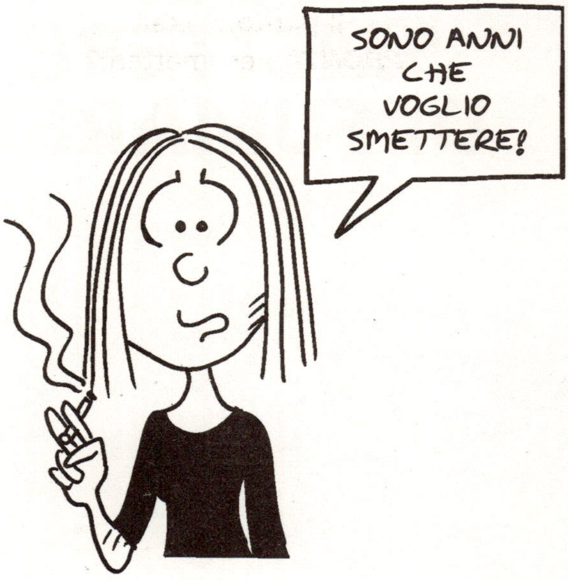

BUON PER TE!
Il punto è ...sei
PRONTA per smettere?

E se ti dicessi:

"Bene. Se fai sul serio
SMETTI DI FUMARE ADESSO!"?

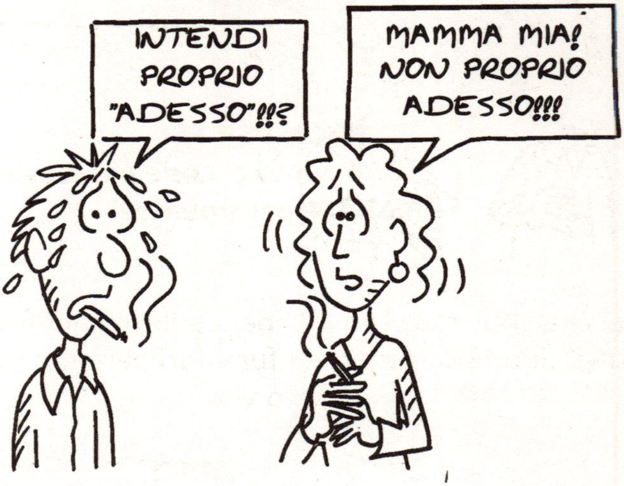
INTENDI PROPRIO "ADESSO"!!?
MAMMA MIA! NON PROPRIO ADESSO!!!

Ovviamente, questa è una **REAZIONE CLASSICA.**

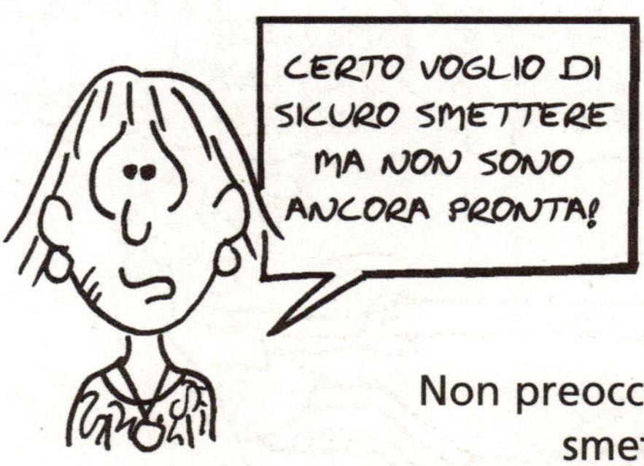
CERTO VOGLIO DI SICURO SMETTERE MA NON SONO ANCORA PRONTA!

Non preoccuparti. Non dovrai smettere sino a quando non **SARAI** pronta.

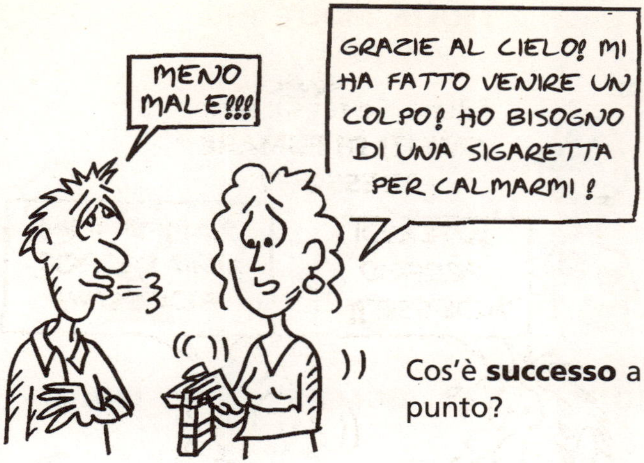
MENO MALE!!!
GRAZIE AL CIELO! MI HA FATTO VENIRE UN COLPO! HO BISOGNO DI UNA SIGARETTA PER CALMARMI!

Cos'è **successo** a questo punto?

Quel che abbiamo visto all'opera è il tremendo **TIRO ALLA FUNE** di cui sono vittime i fumatori per gran parte della loro vita.

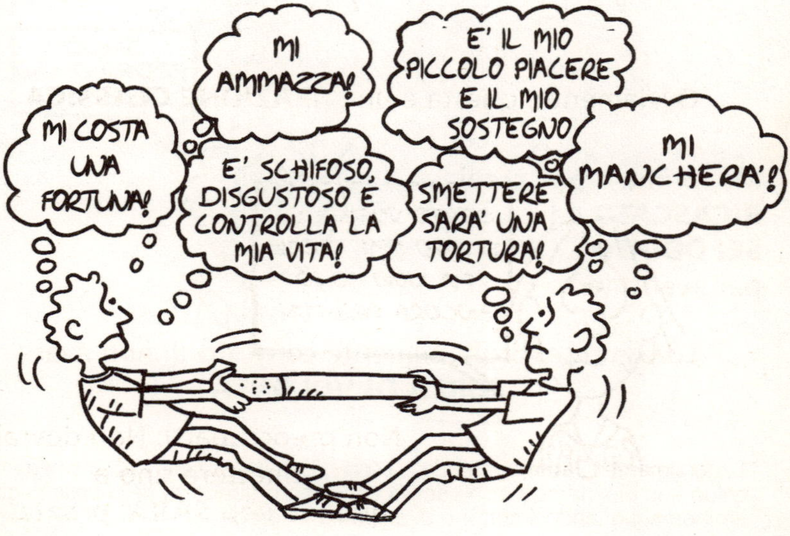

Probabilmente hai già cercato di smettere
MOLTE, MOLTE volte
con...

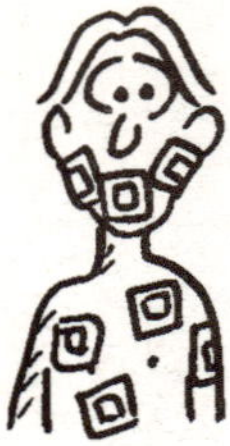

CEROTTI

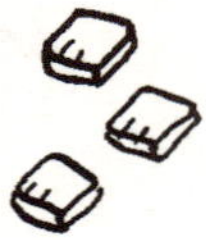

GOMME

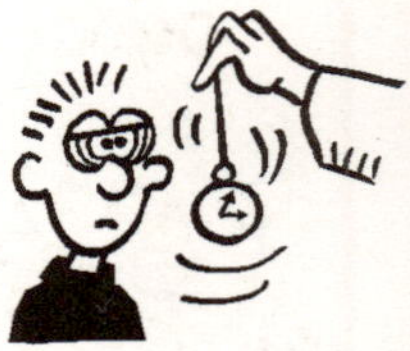

IPNOSI

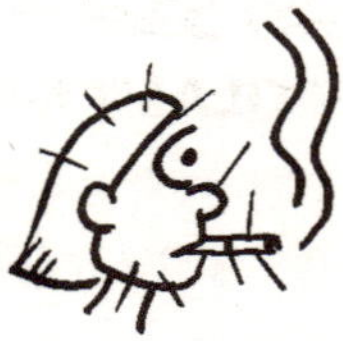

AGOPUNTURA

o

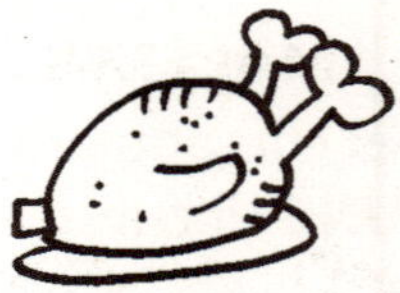

"COLD TURKEY"*

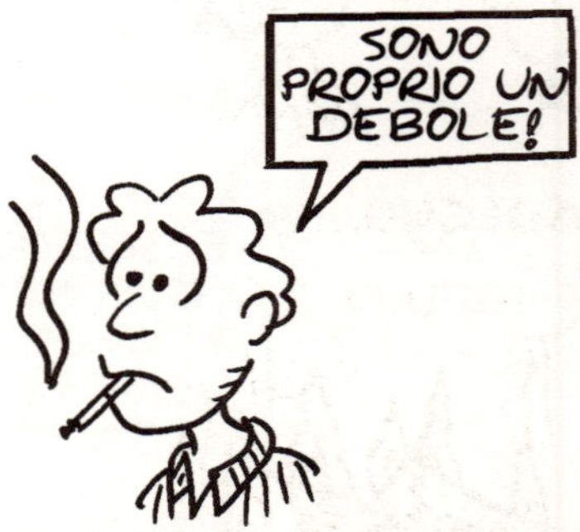

Ma, prima o poi, ci sei **RICASCATO** e ti **SEI ODIATO** per averlo fatto

Ed ora ti sei probabilmente convinto di non avere **FORZA DI VOLONTÀ**

*Letteralmente "Tacchino freddo". Espressione inglese che indica smettere di colpo una dipendenza e che deriva dal colorito grigiastro della pelle degli eroinomani quando smettono di assumere la droga.

A dire il vero, ci vuole un sacco di
FORZA DI VOLONTÁ
per essere un vero
FUMATORE

Occorre essere in grado di **SOPPORTARE**:

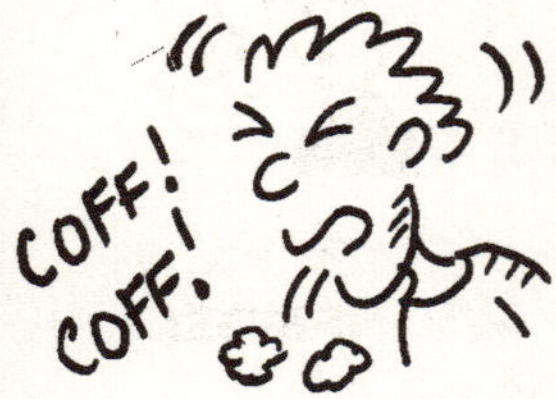

...MALANNI...

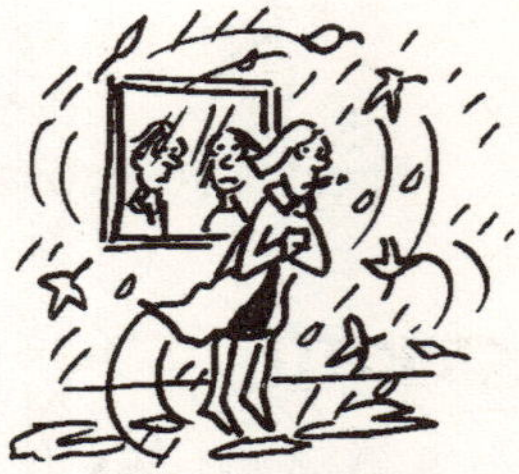

...ISOLAMENTO...

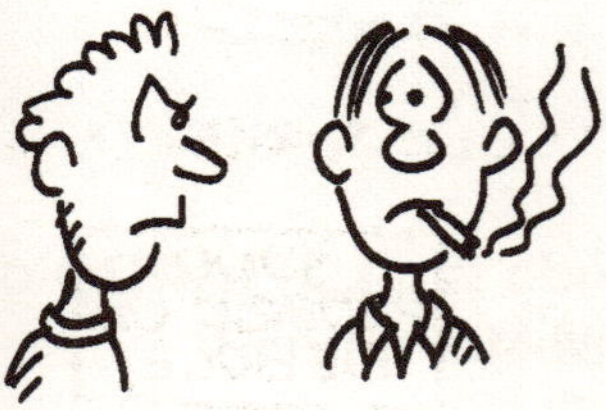

...SDEGNO...

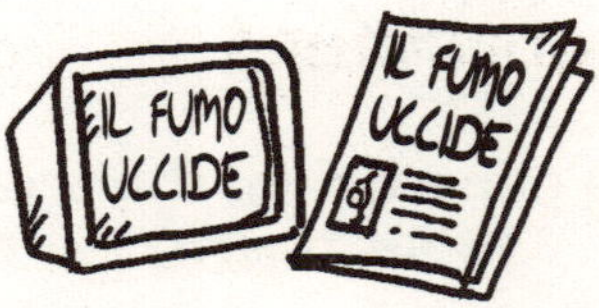

...INFORMAZIONI SPAVENTOSE...

...SPESE... e

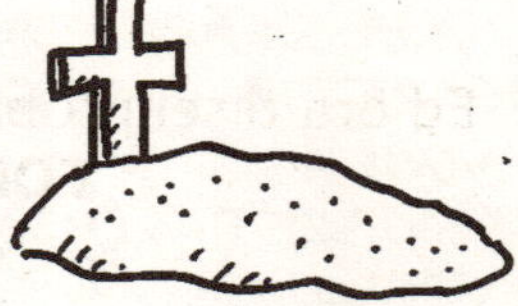

...LUGUBRI PROSPETTIVE...

...La **FORZA DI VOLONTA** dà luogo ad una **DINAMICA PERICOLOSA** che si chiama **RESISTENZA**.

Quando inizi a **COMBATTERE** qualcosa questa tende ad **INGIGANTIRE.**

Hai mai fatto caso che, se qualcosa ti dà **FASTIDIO**, questo qualcosa sembra **ESSERE OVUNQUE**?

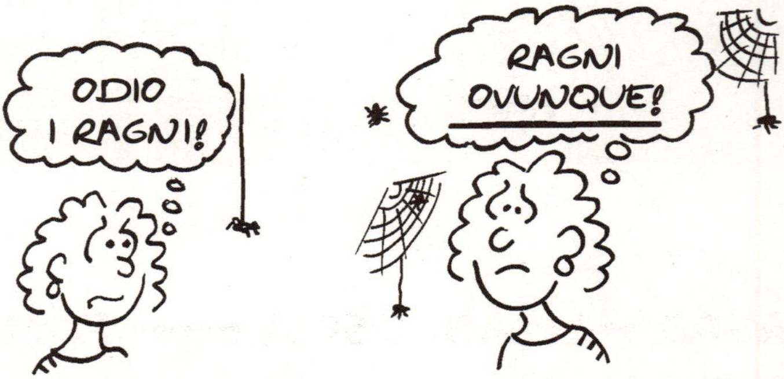
ODIO I RAGNI!
RAGNI OVUNQUE!

Cosa pensi quindi che accada quando stai **LOTTANDO** o **RESISTENDO** per **NON FUMARE** o non ti **È PERMESSO FARLO**?

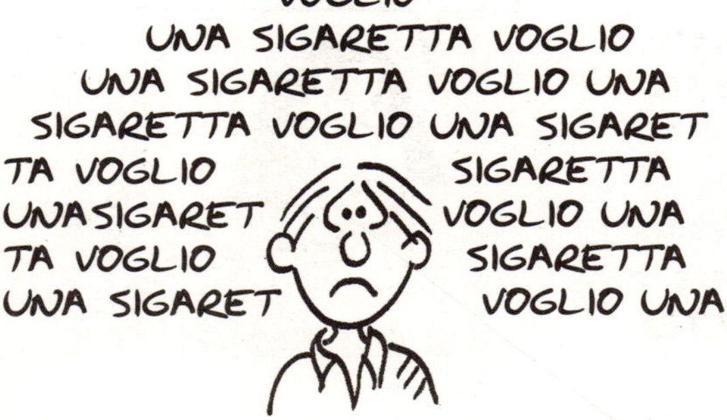
VOGLIO
UNA SIGARETTA VOGLIO
UNA SIGARETTA VOGLIO UNA
SIGARETTA VOGLIO UNA SIGARET
TA VOGLIO SIGARETTA
UNASIGARET VOGLIO UNA
TA VOGLIO SIGARETTA
UNA SIGARET VOGLIO UNA

Diventa il tuo **CHIODO FISSO**!

Più **POTENTI** sono le motivazioni che ti portano a smettere,
e **MAGGIORE** sarà **l'ANGOSCIA** che ti assalirà all'idea di **DOVERLO FARE**!

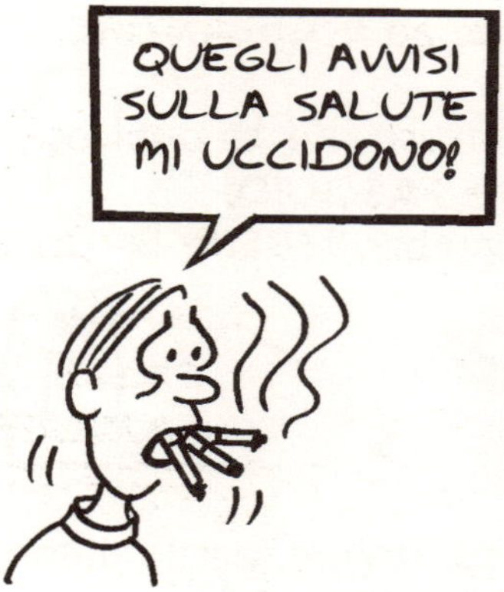
QUEGLI AVVISI SULLA SALUTE MI UCCIDONO!

Se sei continuamente assillato da messaggi riguardanti **LUTTI** e **TRAGEDIE** cosa succede?

Ti senti **ANGOSCIATO** e quando sei angosciato cerchi un **SOSTEGNO**.

PAURA ⟶ ANGOSCIA ⟶ FUMARE

Vuoi **SMETTERE** di **FUMARE,** ma vuoi continuare a farlo.

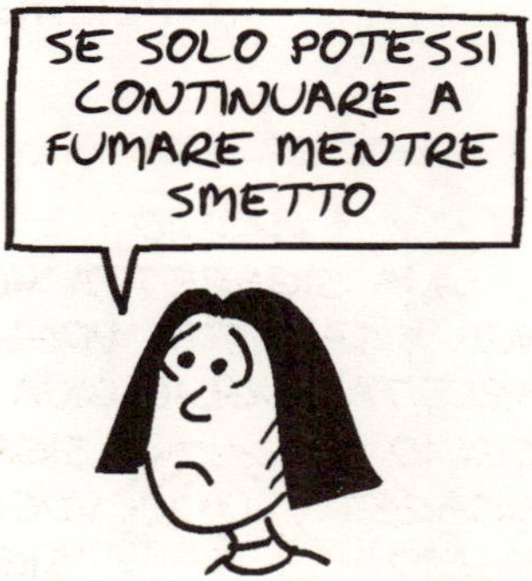
SE SOLO POTESSI CONTINUARE A FUMARE MENTRE SMETTO

Finisci con l'essere in **GUERRA** con te stessa!

Magari non ti sentivi **PRONTA** a smettere, ma ti senti **COSTRETTA** a farlo.

Qualcuno che ti vuol bene potrebbe averti dato questo libro nella speranza che tu **SMETTA**.

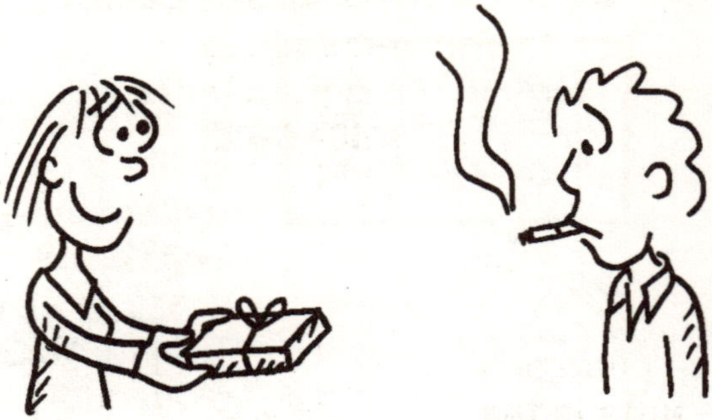

Se così fosse, rispettalo e, per lo meno, **LEGGILO**.

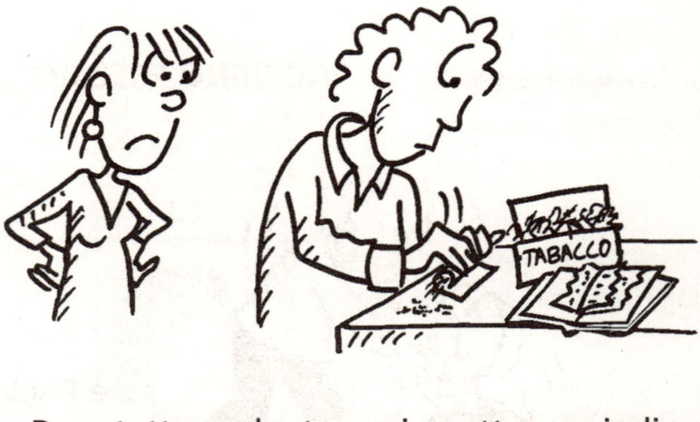

Dopotutto anche tu vuoi smettere quindi che **MALE** può farti?

Qualunque siano i motivi
- TIMORI PER LA SALUTE, SPESA, FAR FELICI GLI ALTRI -
hai deciso
"NE HO AVUTO ABBASTANZA!"
e sei determinato a
fare un coraggioso tentativo
di **SMETTERE**.

Raccogli
tutta la tua
DETERMINAZIONE...

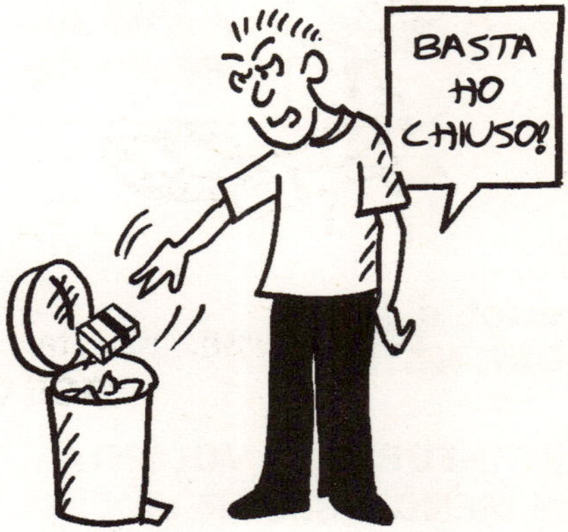

...usi il metodo del **TACCHINO FREDDO...**

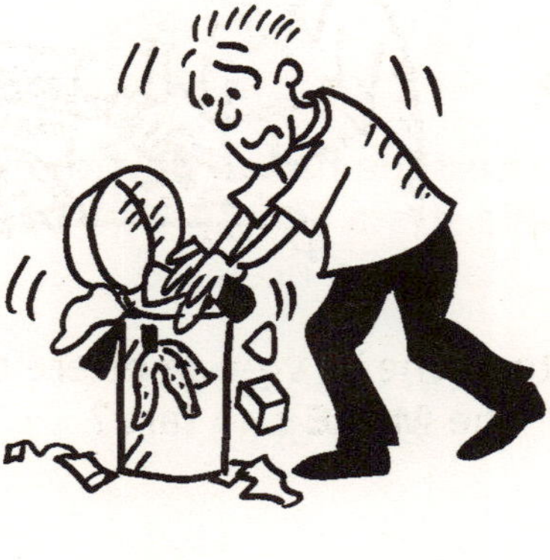

...e **FALLISCI**!

Eccoti qualcosa su cui **RIFLETTERE**.

Quando spegni una sigaretta
SEI GIÀ UN
NON-FUMATORE...

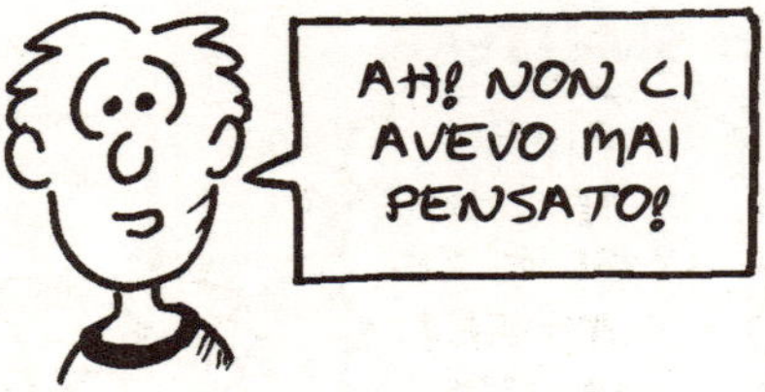

...A MENO CHE
TU TE NE ACCENDA
UN'ALTRA!

Ed eccoti delle
BUONE NOTIZIE.

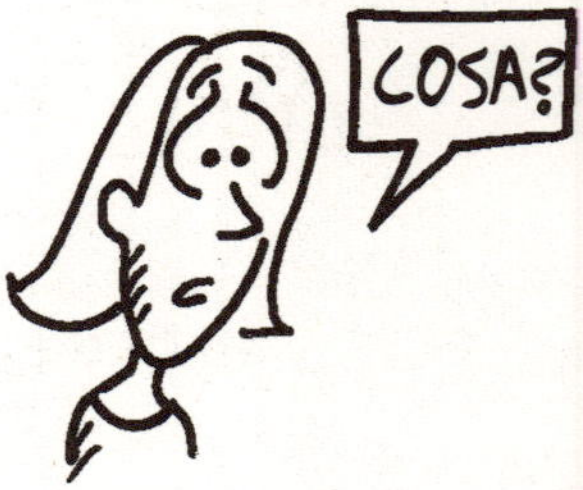

Se usi la **FORZA DI VOLONTÀ**
avrai **MENO** possibilità di
successo!

Certo, qualcuno c'è riuscito
(e **BUON PER LORO**),
ma la maggior parte
NON CI RIESCE.

In realtà, alcune persone hanno dovuto esercitare per
ANNI quella stessa **FORZA DI VOLONTÀ**
per non ricascarci

Sono forse **LIBERI**?
Direi di no.

Hanno ancora **VOGLIA** di fumare ed alcuni non si **LIBERANO MAI DI QUEL DESIDERIO**.

Continuano a sentirsi come se **MANCASSE LORO QUALCOSA**.

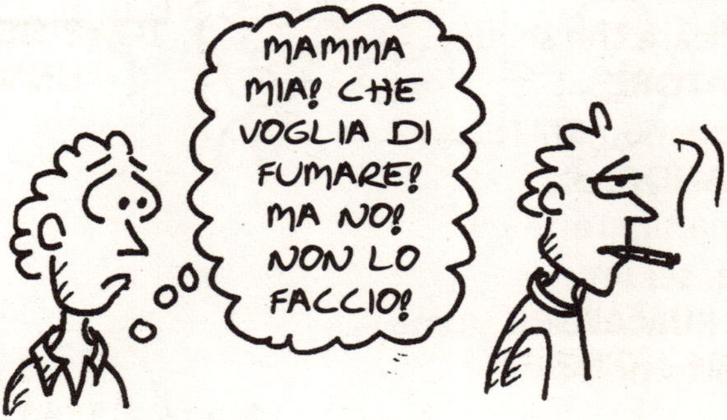
MAMMA MIA! CHE VOGLIA DI FUMARE! MA NO! NON LO FACCIO!

La battaglia è **ESTENUANTE**!

Queste persone sono veramente **NON-FUMATORI** o semplicemente **FUMATORI** che non stanno **FUMANDO**?

C'è una **FONDAMENTALE DIFFERENZA** tra le due posizioni che vale la pena di analizzare.

D. **QUAL È LA DIFFERENZA TRA UN FUMATORE E UN NON-FUMATORE?**

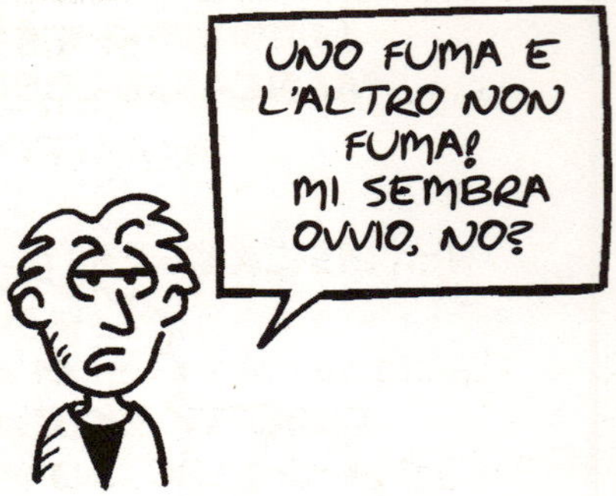
UNO FUMA E L'ALTRO NON FUMA!
MI SEMBRA OVVIO, NO?

Beh, sì...ma questo potrebbe significare che sei un **FUMATORE** solo quando STAI **FUMANDO**, e, tra una sigaretta e l'altra, sei un **NON FUMATORE**, come ho detto prima.

Ma tu ti **SENTI** come un **NON FUMATORE** tra una sigaretta e l'altra?

BEH! NON PROPRIO!

Allora qual'è la vera differenza?

LASCI?

(Buona idea, comunque!)

R. **IL NON FUMATORE NON HA ALCUN DESIDERIO DI FUMARE**
Sulla base di questa definizione, una persona che ha
"SMESSO"
ma che desidera ancora una sigaretta è ancora
INTRAPPOLATO!

Non **FISICAMENTE** ma **MENTALMENTE**.

La stessa cosa vale per i **SURROGATI** come
CEROTTI, PILLOLE e **POZIONI**.
Sei ancora **LEGATO** alla **DIPENDENZA**,
stai solo **SOSTITUENDO** una con l'altra.

Invece di sentirti **LIBERO**, un pensiero continuo, imperioso ti sta facendo **IMPAZZIRE**:

"VOGLIO UNA SIGARETTA!"

Col passare del tempo la faccenda diventa sempre **PIÙ ARDUA** sino a quando **TI ACCENDI** quella prima sigaretta...

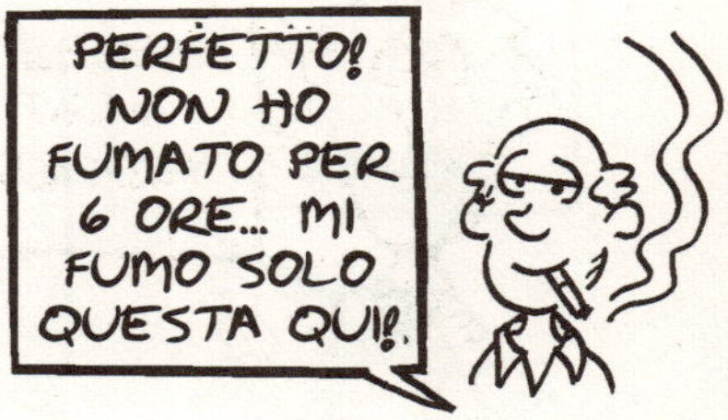
PERFETTO! NON HO FUMATO PER 6 ORE... MI FUMO SOLO QUESTA QUI!

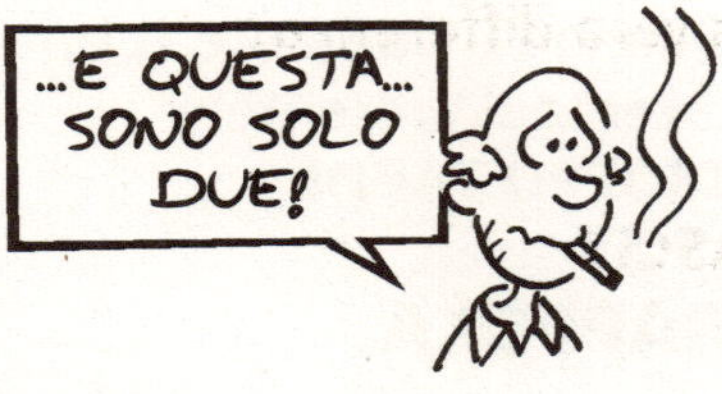
...E QUESTA... SONO SOLO DUE!

...e quella **SUCCESSIVA**...

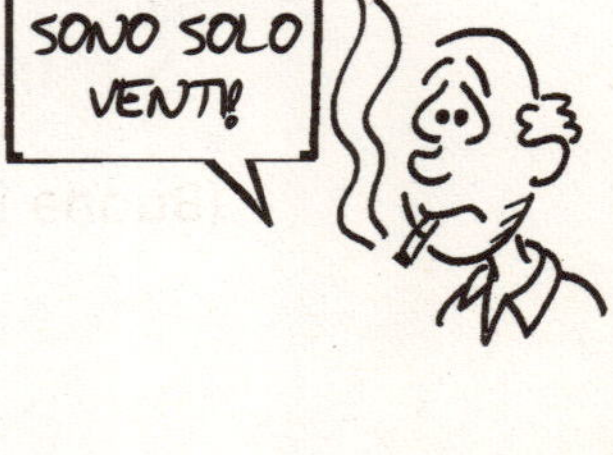
...VA BENE... SONO SOLO VENTI!

......e poi il **RESTO**!

Essere **LIBERO** vuol dire non sentire più
la **BRAMA**, il **DESIDERIO**, il **BISOGNO** o la **VOGLIA** di
UNA SIGARETTA.

Per arrivarci, occorre che tu capisca come
STANNO REALMENTE LE COSE.

Ogni **FUMATORE** inizia con l'essere un
FUMATORE OCCASIONALE.
Siamo convinti di poter **CONTROLLARE** il nostro fumare.

Non ci sentiamo minimamente **PREOCCUPATI**.

Qualunque problema è lontano, in un futuro astratto e distante, e pensiamo che saremo in grado di affrontarlo a tempo debito.

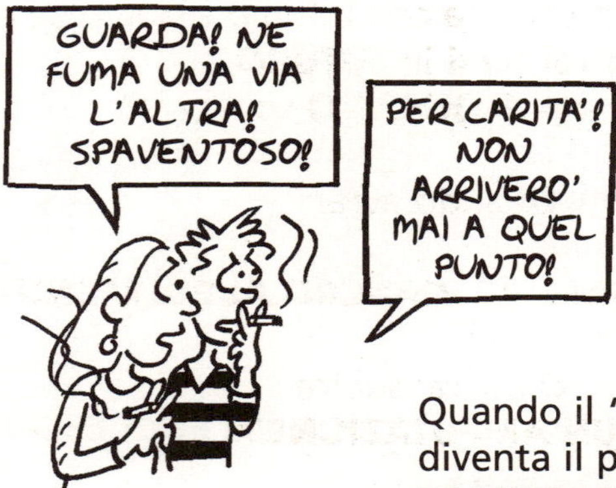
GUARDA! NE FUMA UNA VIA L'ALTRA! SPAVENTOSO!
PER CARITA'! NON ARRIVERO' MAI A QUEL PUNTO!

Quando il "distante futuro"
diventa il presente è
TROPPO TARDI.

Sei in **TRAPPOLA.**

E allora chi ha **VERAMENTE** il **CONTROLLO**?
Hai **INDOVINATO**

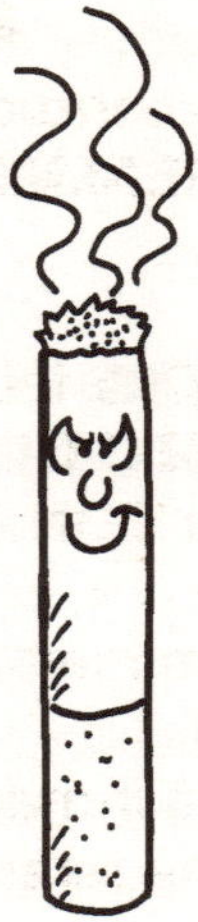

Quindi, se il tuo problema con il fumo è qualcosa che affronterai in **FUTURO**, quando saprai **QUANDO** smettere?

Quando avrai:

ENFISEMA! **CANCRO AI POLMONI!**

O dovrai subire **UN'AMPUTAZIONE?**

Quanto a lungo sei disposto a vivere nella continua **PAURA** che la prossima sigaretta potrebbe essere quella che farà scattare un **CANCRO** ai polmoni?

Ma tu SAI GIÀ tutto questo, no?

Bene, nel qual caso perché non hai **SMESSO**?

Per il semplice motivo che non sopporti l'idea di rimanere senza il tuo **PIACERE** o il tuo **SOSTEGNO**.

E **NON LA SOPPORTI** perché sei **TOSSICODIPENDENTE**.

Non lo dico per spaventarti : le **TATTICHE TERRORISTICHE** creano **RESISTENZA**.

Ti fanno solo affondare ancor di più la testa nella sabbia.

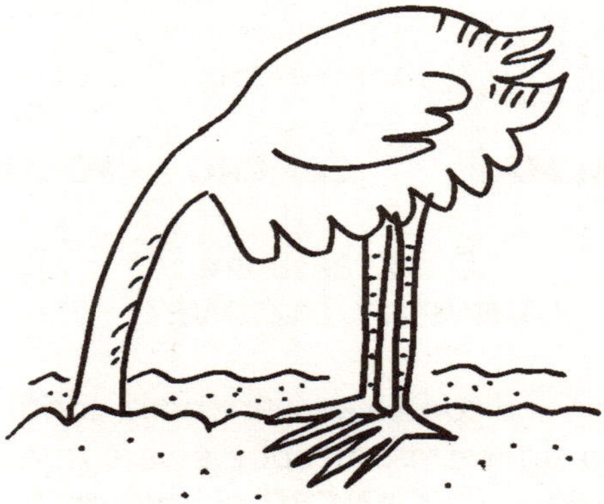

Ma il nostro compito è

FARTI CAMBIARE IDEA

sul tuo

“MIGLIOR AMICO”!

LA TRAPPOLA

Diventare dipendenti dalle sigarette è un po' come finire vittima di un **SORTILEGIO**

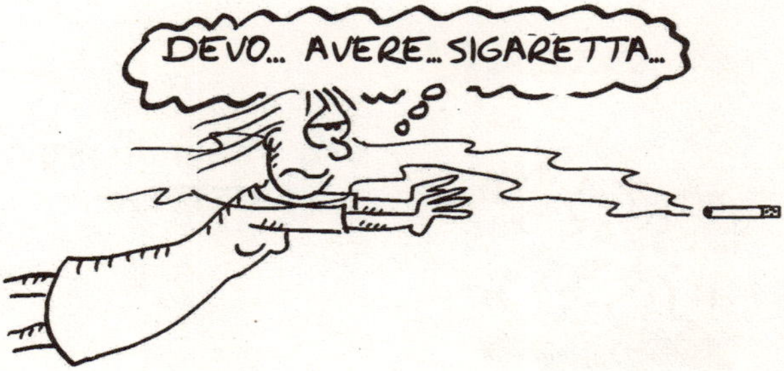

Tu pensi di avere il
CONTROLLO...

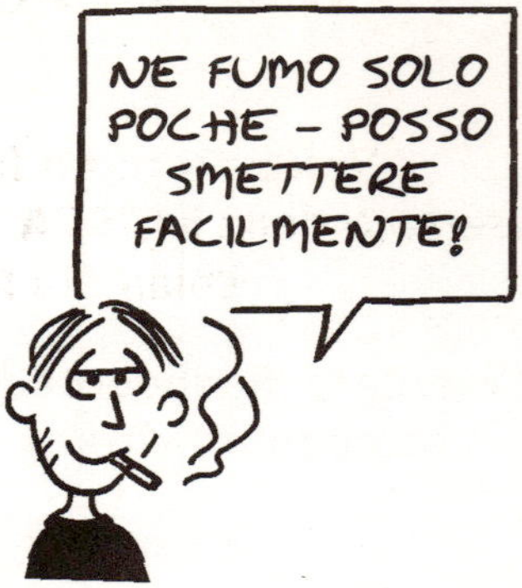
NE FUMO SOLO POCHE - POSSO SMETTERE FACILMENTE!

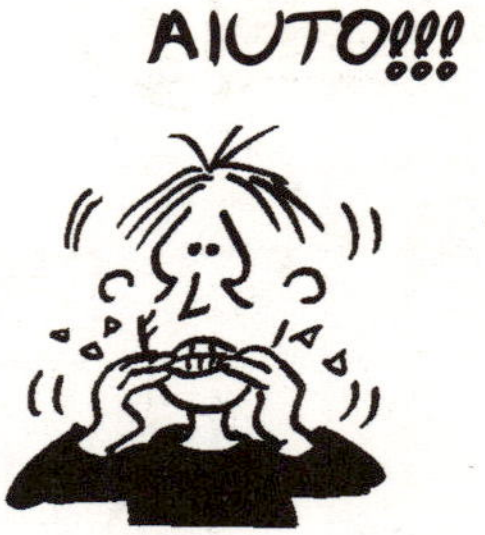
AIUTO!!!

...sino a quando provi
a **SMETTERE**.

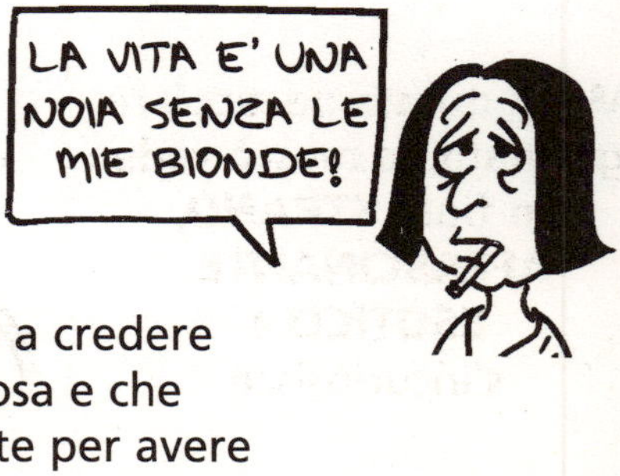
LA VITA E' UNA NOIA SENZA LE MIE BIONDE!

La **DIPENDENZA** ti porta a credere che fumare ti dia qualcosa e che hai **BISOGNO** delle sigarette per avere quel qualcosa.

Questa trappola della dipendenza è al contempo **POTENTE** e **SOTTILE**.

Vediamo come funziona usando l'esempio della **MOSCA** e della pianta carnivora chiamata **NEPENTE**.

Ecco una mosca che svolazza felice.

Non ha **BISOGNO** di alcunché per sentirsi completa: la natura le ha dato in abbondanza tutto quel che le serve per vivere.

Ma in questa particolare giornata, la mosca vede un fiore **STRANO, AFFASCINANTE, ESOTICO** e s'incuriosisce

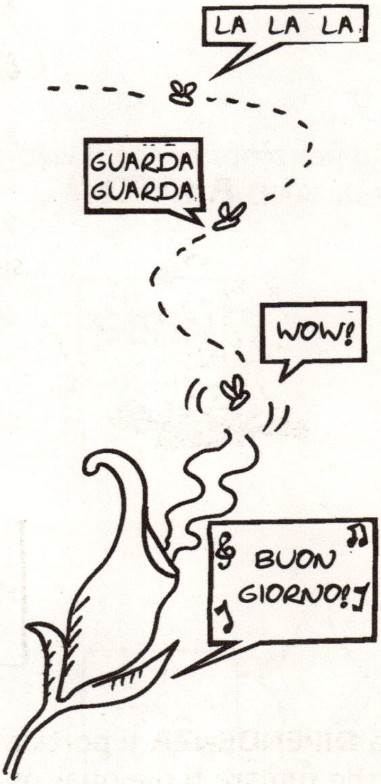

La mosca va in **ESPLORAZIONE...**

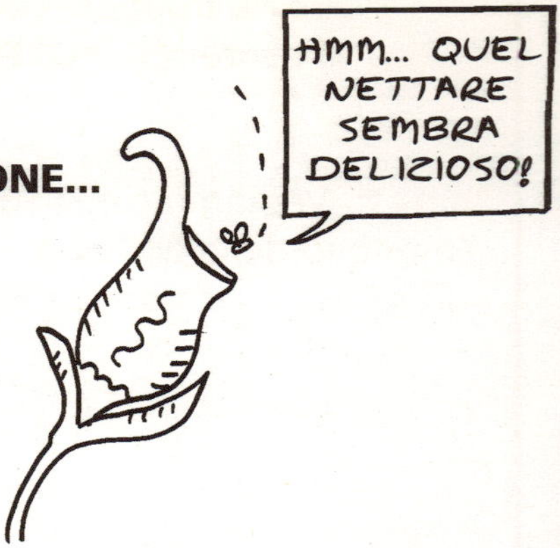

... solo per scoprire che il viaggio
è di sola **ANDATA**

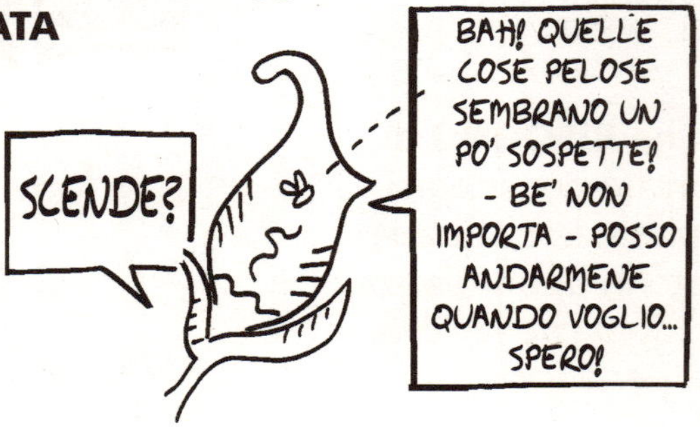

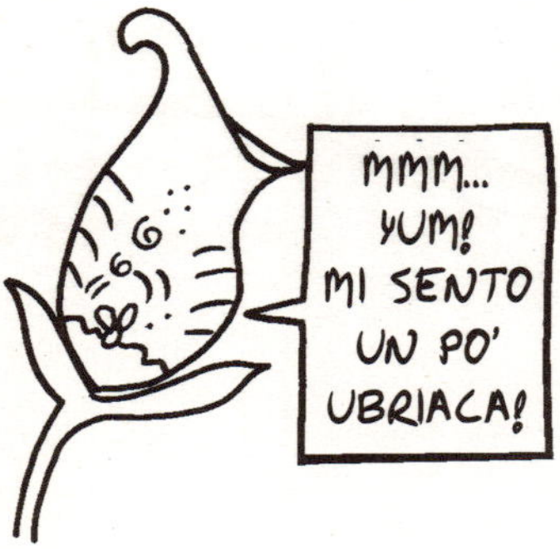

Comunque la mosca
non è minimamente
PREOCCUPATA
da tutto questo...
Anzi sta divertendosi
COME UNA PAZZA!

Ma dopo un po' la mosca si sente
STANCA di tutto questo.

Quello che all'inizio sembrava
PIACEVOLE ora comincia a farla star **STAR MALE**...

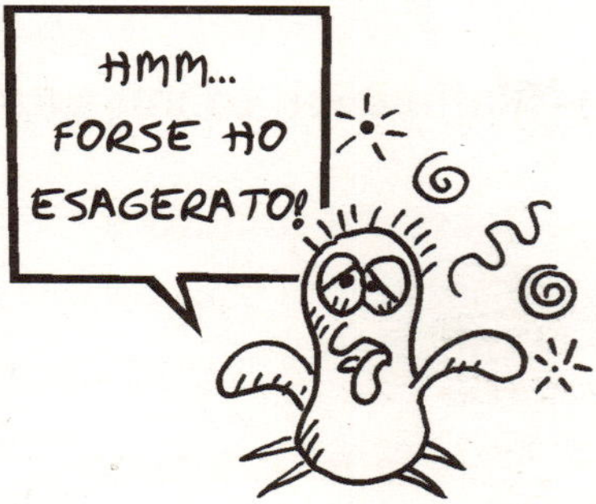

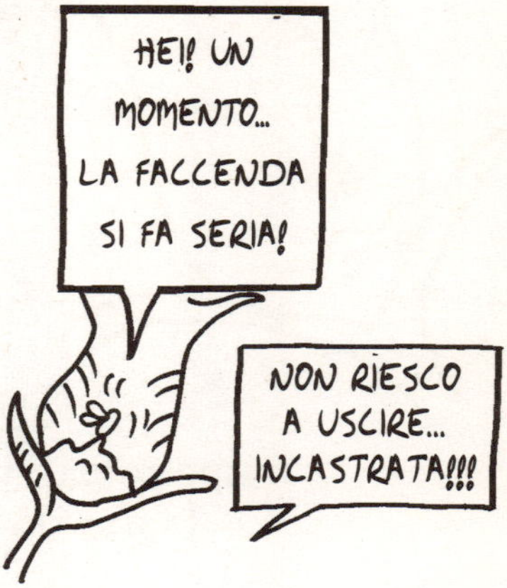

...ed è in quel momento
che si accorge che
qualcosa di **TREMENDO**
sta accadendo

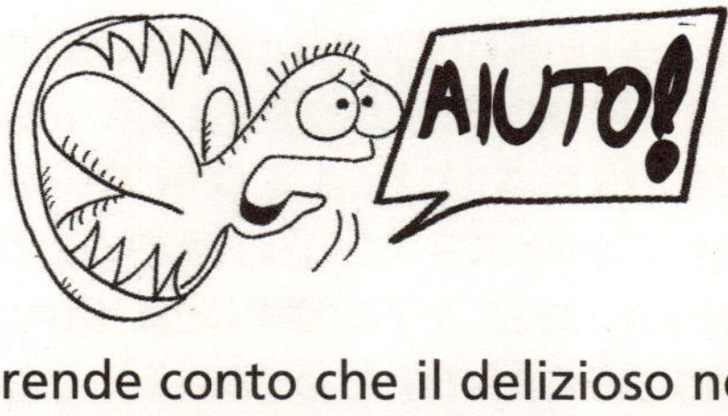

...si rende conto che il delizioso nettare
che stava mangiando sino a poco prima,
ora sta **MANGIANDO LEI**!

TUTTI I FUMATORI sono come quella mosca nei vari stadi di discesa nella pianta:

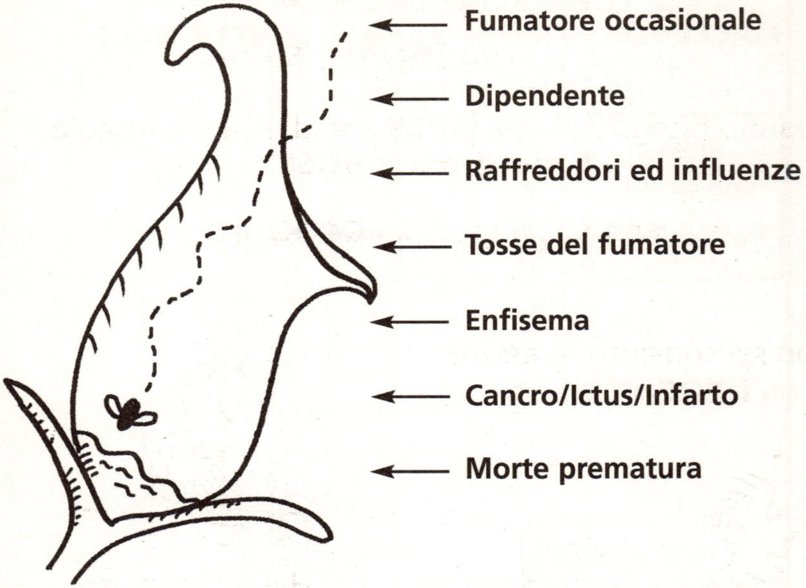

L'aspetto più sinistro di questa trappola è il fatto che crea varie **ILLUSIONI**:

- **CHE FUMARE SIA PIACEVOLE**
- **CHE LE PERSONE SCELGANO DI FUMARE**
- **CHE LE SIGARETTE ABBIANO UN GUSTO GRADEVOLE**
- **CHE FUMARE ALLEVII LA NOIA**
- **CHE FUMARE AIUTI LA CONCENTRAZIONE**
- **CHE FUMARE ALLEVII LO STRESS**
- **CHE LA SERIETÀ DELLA TRAPPOLA SIA DIVERSA PER I FUMATORI ACCANITI E QUELLI OCCASIONALI**

e... **CHE SMETTERE SIA DIFFICILE!**

Una volta intrappolato, hai consegnato il tuo **POTERE** alla sigaretta.

I fumatori non **SCELGONO** di fumare.

Si sentono **OBBLIGATI** a fumare.

Hanno bisogno di una **DOSE** per alleviare il disagio di non avere la **DOSE**.

I fumatori sono dei **DROGATI**.

Non sei convinto di essere un **DROGATO**, vero?

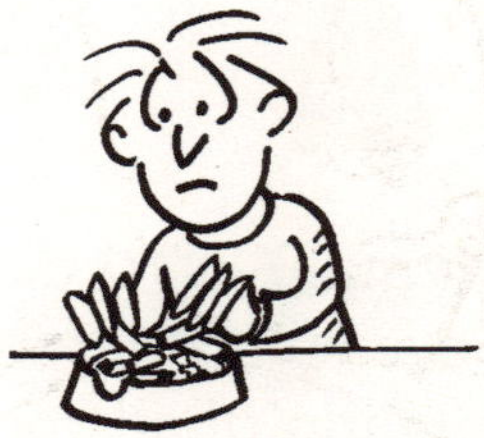

Hai mai fumato **MOZZICONI**?

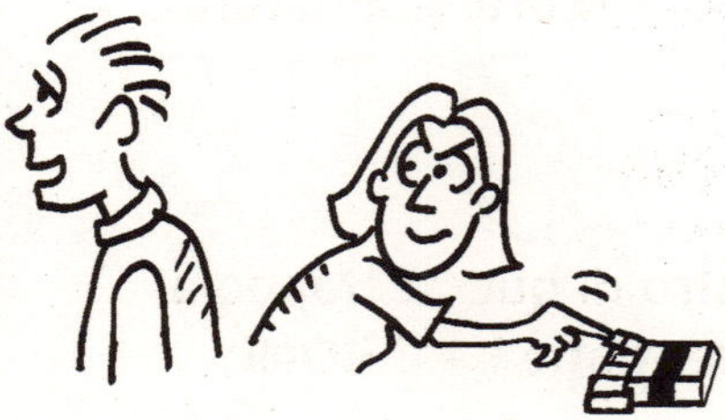

Hai mai **RUBATO** le sigarette a qualcuno?

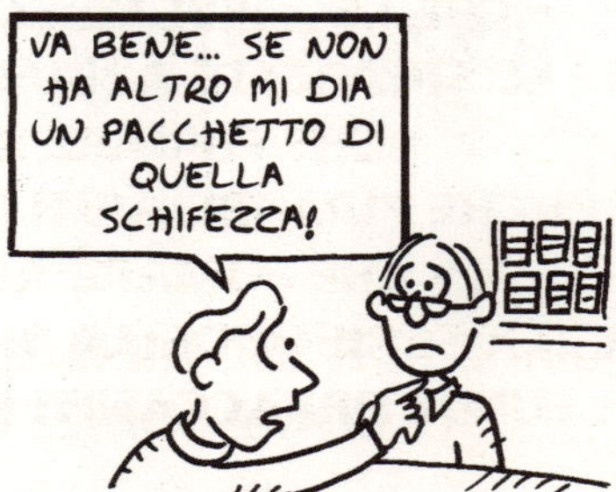
VA BENE... SE NON HA ALTRO MI DIA UN PACCHETTO DI QUELLA SCHIFEZZA!

Quando non hai trovato la tua solita **MARCA** **NON** hai fumato?

Hai mai **MENTITO** su quante ne fumi realmente?

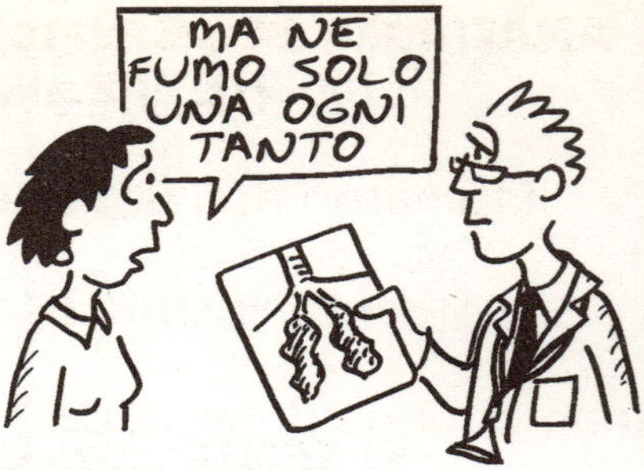
MA NE FUMO SOLO UNA OGNI TANTO

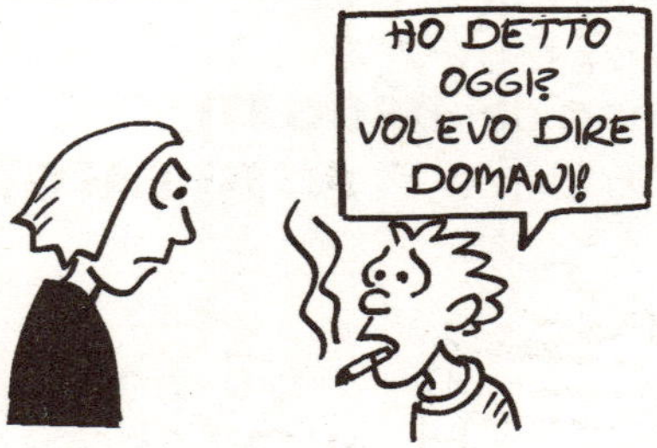
HO DETTO OGGI? VOLEVO DIRE DOMANI!

Sei mai **VENUTO MENO ALLA PROMESSA** fatta agli altri (e a te stesso) che avresti smesso?

Hai mai **FINTO** di non aver più sigarette quando qualcuno te ne ha chiesta una?

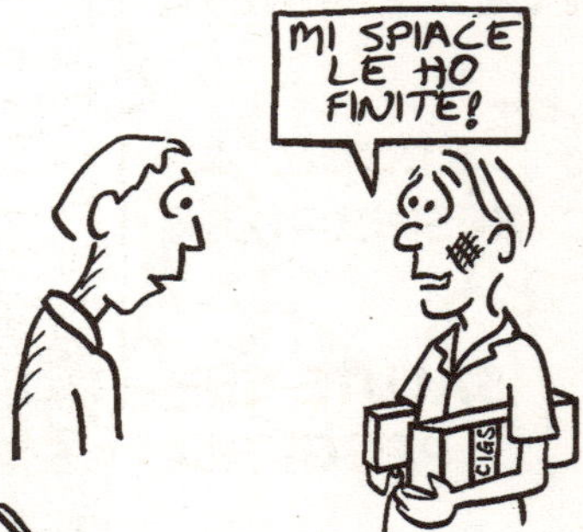
MI SPIACE LE HO FINITE!
CIGS

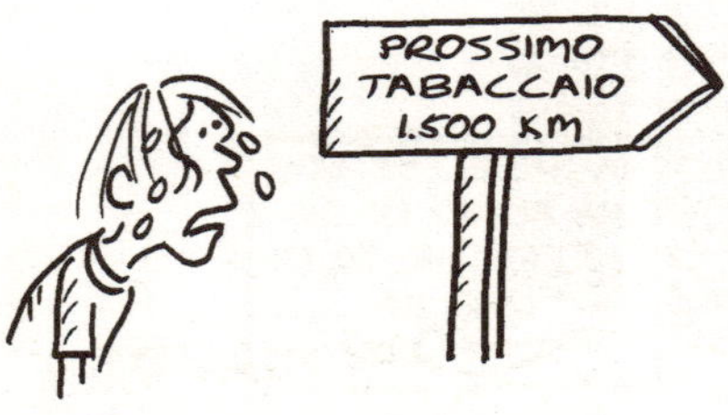
PROSSIMO TABACCAIO 1.500 KM

Se le hai finite, **DOVE** arriveresti per procurartele?

Quindi, tu **RUBI**, **MENTI**, **INGANNI**, **NASCONDI** e **TI COMPROMETTI** per le sigarette? Ebbene sì, tu sei un **DROGATO**.

ANATOMIA DI UN TOSSICODIPENDENTE DA NICOTINA

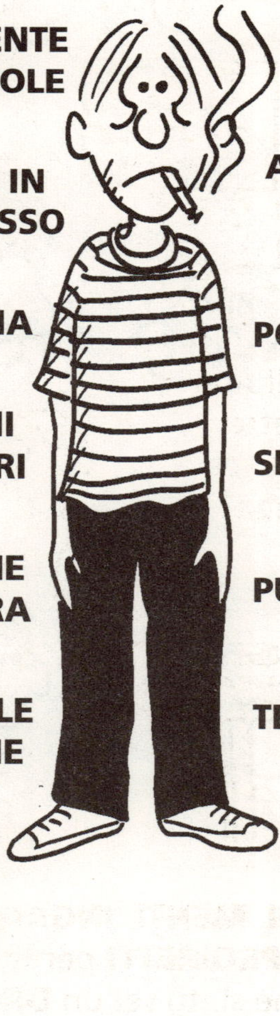

L'aspetto peggiore dell'essere intrappolato nella prigione del fumo è il sentirsi continuamente tirato in direzioni **TOTALMENTE OPPOSTE**.

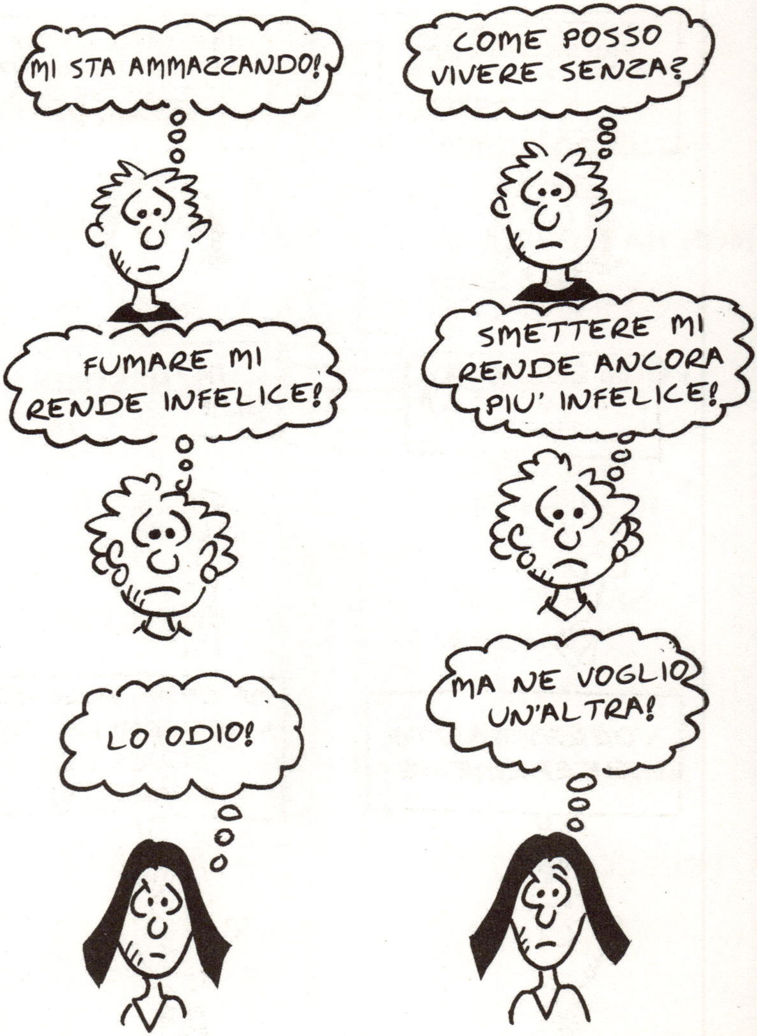
MI STA AMMAZZANDO!
COME POSSO VIVERE SENZA?
FUMARE MI RENDE INFELICE!
SMETTERE MI RENDE ANCORA PIU' INFELICE!
LO ODIO!
MA NE VOGLIO UN'ALTRA!

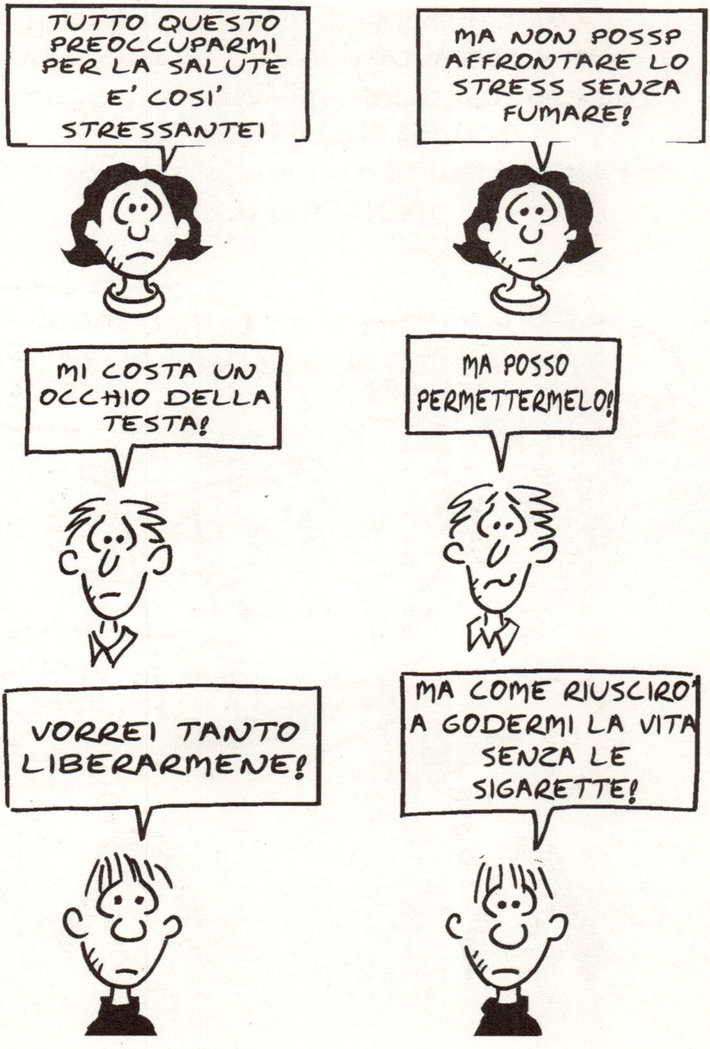
TUTTO QUESTO PREOCCUPARMI PER LA SALUTE E' COSI' STRESSANTE!
MA NON POSSP AFFRONTARE LO STRESS SENZA FUMARE!
MI COSTA UN OCCHIO DELLA TESTA!
MA POSSO PERMETTERMELO!
VORREI TANTO LIBERARMENE!
MA COME RIUSCIRO' A GODERMI LA VITA SENZA LE SIGARETTE!

Finisci con il convincerti che nelle sigarette ci deve essere qualcosa di molto **POTENTE** che ti fa continuare a fumare nonostante tutti gli **ANNUNCI,** gli **AVVISI SULLA SALUTE**, le **PAURE**, i **DUBBI** e il tuo stesso desiderio di **NON FARLO.**

Credi che il fumo ti dia **QUALCOSA** e credi di **AVER BISOGNO** di fumare!

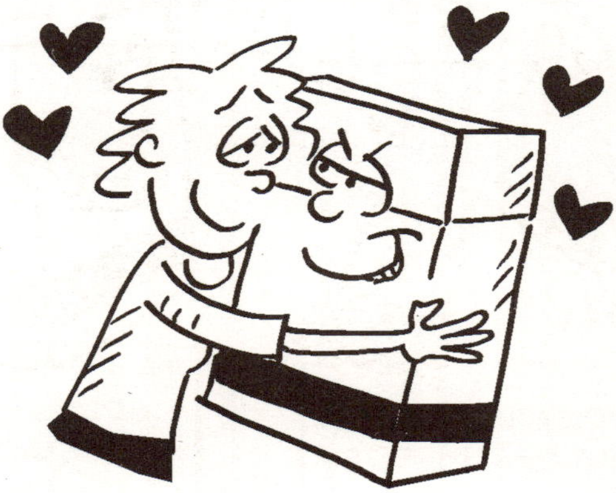

Se mantieni queste convinzioni
NON hai **ALCUN CONTROLLO**
sul fumo.

Anzi, sei controllato dal
MOSTRO DEL FUMO.

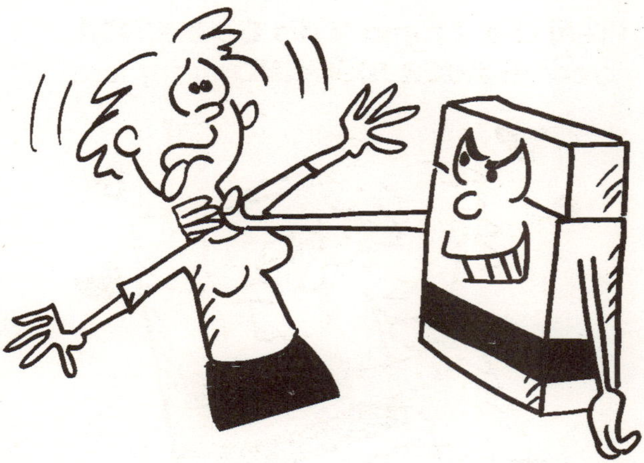

IL MOSTRO A DUE TESTE

Il **MOSTRO DEL FUMO** è **FURBO**

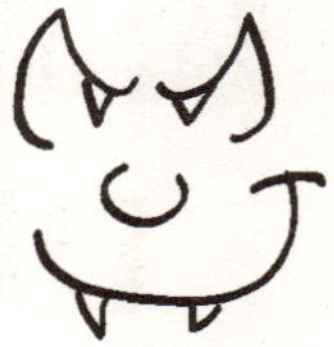

Finge di esserti **AMICO**

Sembra **AIUTARTI**

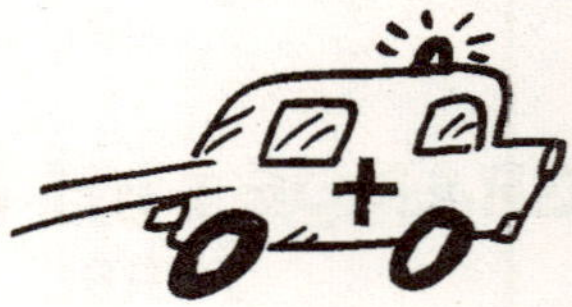

Ma ti porta a pensare che
NON CE LA FARAI
senza di lui.
Bell'amico!

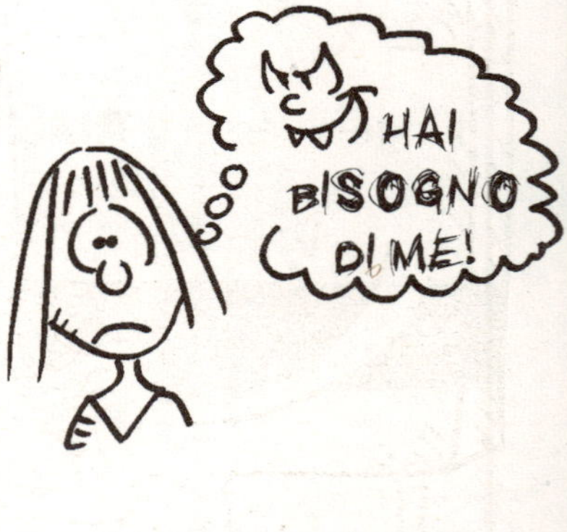

A dire il vero, il **MOSTRO DEL FUMO** è composto da **DUE ENTITÀ DISTINTE**:

GRANDE MOSTRO e PICCOLO MOSTRO

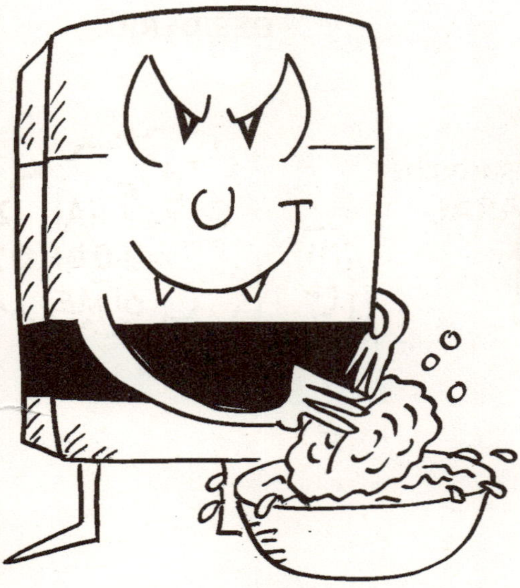

IL GRANDE MOSTRO si occupa del **LAVAGGIO DEL CERVELLO**

...convincendoti che hai **BISOGNO** di fumare.

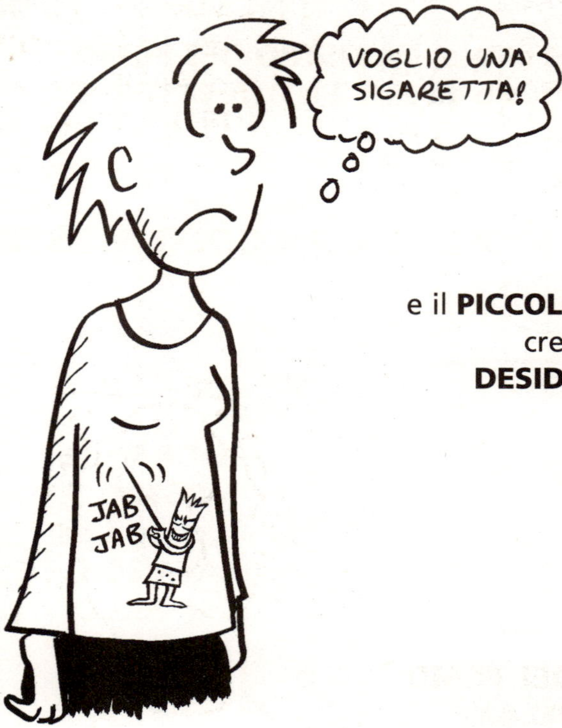

e il **PICCOLO MOSTRO** crea il **DESIDERIO**...

...quella sensazione di **VUOTO** e **INSICUREZZA** che ti porta a cercare una sigaretta.

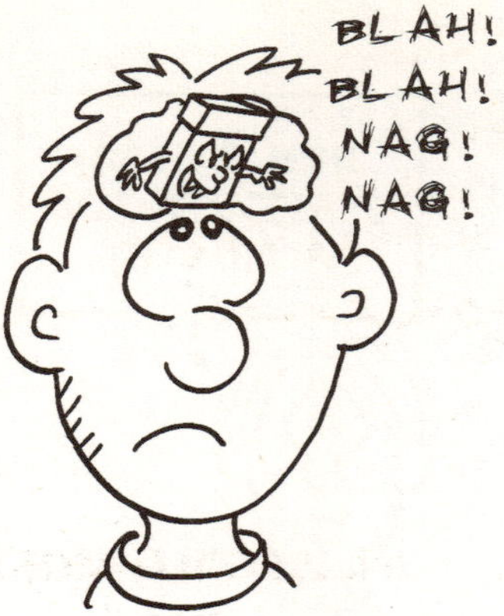

I MOSTRI DEL FUMO
sono i tuoi **SECONDINI**
i tuoi **PADRONI** e
TORTURATORI.

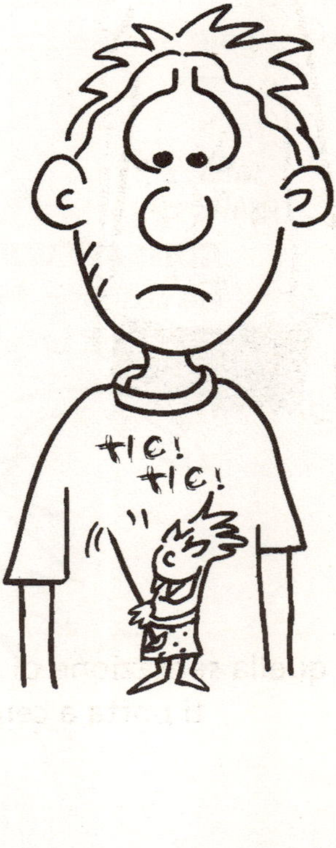

I MOSTRI DEL FUMO
CONTROLLANO
COMPLETAMENTE
la tua vita.

Saresti perdonato se pensassi che, dipingendo questo terribile scenario, stessimo usando quelle stesse **TATTICHE TERRORISTICHE** che abbiamo detto non funzionano.

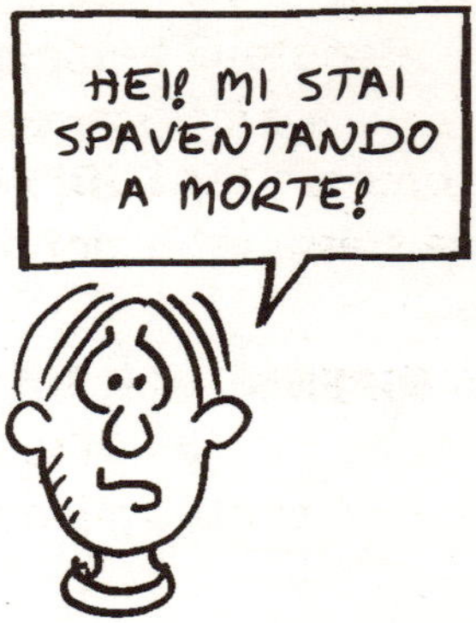

Ma riflettiamo un attimo su un paio di cose...

Prima di tutto il fumatore è **TRISTEMENTE CONSAPEVOLE** di **TUTTO QUESTO** (se così non fosse è appena arrivato da un altro **PIANETA**!)

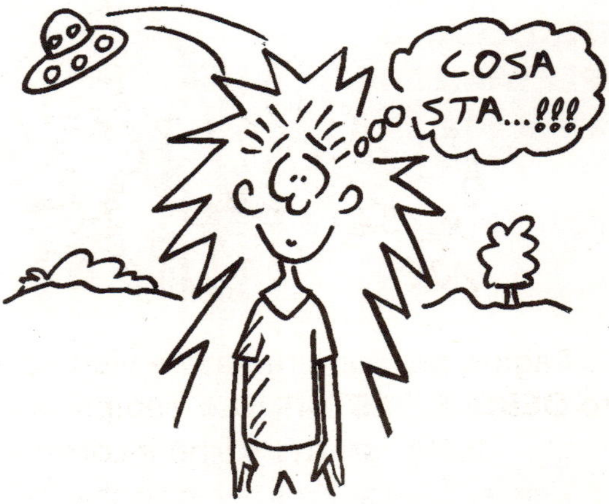

In secondo luogo, nonostante le
TATTICHE TERRORISTICHE,
sussiste la tendenza (anche tra i fumatori)
a considerare il problema del fumo
come un'**ABITUDINE SCIOCCA** che non merita
la stessa attenzione di altre droghe "pesanti".

La **DIPENDENZA DA NICOTINA** viene raramente
definita una ***MALATTIA***
come avviene per **l'ALCOLISMO**.

L'opinione comune sembra essere che i fumatori **SCELGONO** di fumare perchè a loro **PIACE** e, rifiutandosi di smettere, si comportano semplicemente da **TESTARDI**.

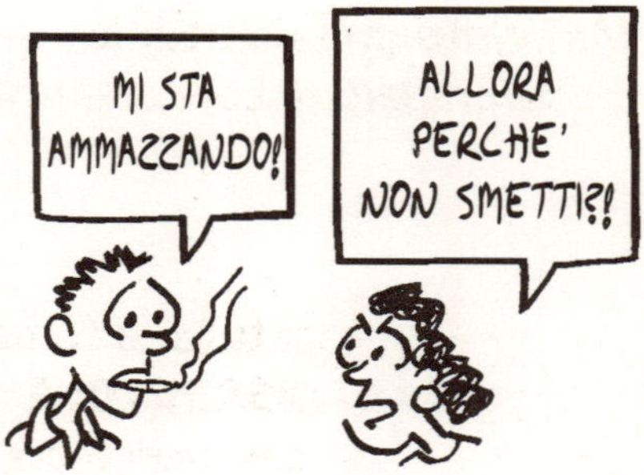

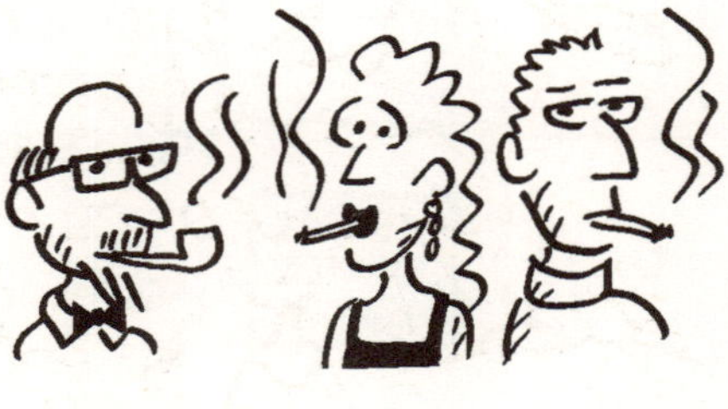

Ragion per cui il fumatore viene di solito
giudicato **DEBOLE**, **TESTARDO** o, semplicemente, **STUPIDO**,
tutte caratteristiche incorrette
vista la varietà di persone che fumano.

In realtà, i fumatori sono altrettanto intelligenti e determinati di chiunque altro.

Le persone che vogliono smettere di assumere **EROINA** o **ALCOL** generalmente possono usufruire di **RISORSE PUBBLICHE** maggiori di quelle a disposizione di chi vuole liberarsi dalla dipendenza da **NICOTINA**, che, ironia della sorte, ha una maggiore capacità dell'**EROINA** di **GENERARE DIPENDENZA**.

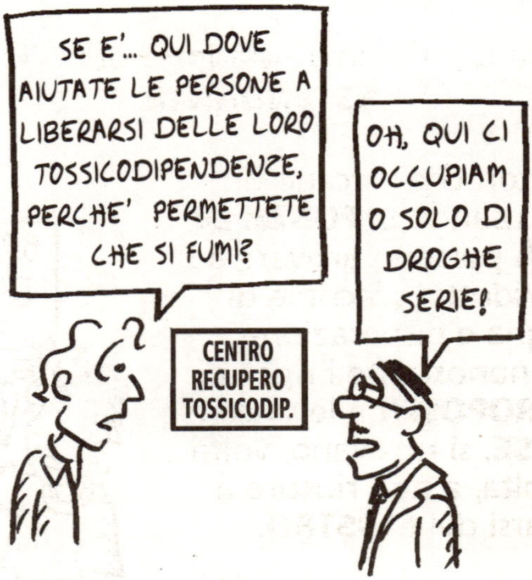
SE E'... QUI DOVE AIUTATE LE PERSONE A LIBERARSI DELLE LORO TOSSICODIPENDENZE, PERCHE' PERMETTETE CHE SI FUMI?
CENTRO RECUPERO TOSSICODIP.
OH, QUI CI OCCUPIAMO SOLO DI DROGHE SERIE!

Di conseguenza, il povero fumatore che vuole smettere deve cavarsela praticamente da **SOLO**, con ben poco **SUPPORTO**, **SIMPATIA** o **COMPRESIONE** per il suo dramma interiore.

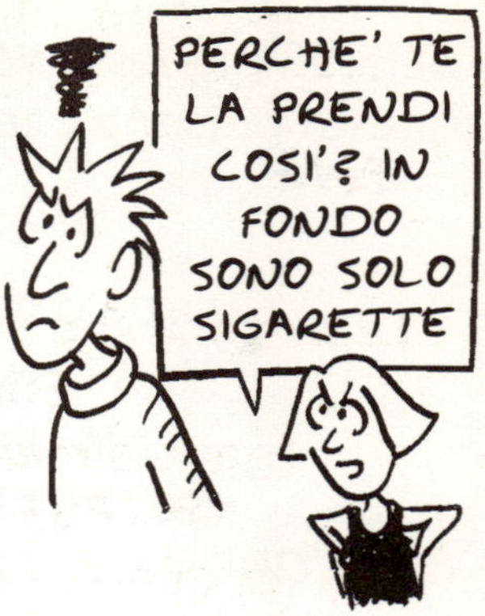
PERCHE' TE LA PRENDI COSI'? IN FONDO SONO SOLO SIGARETTE

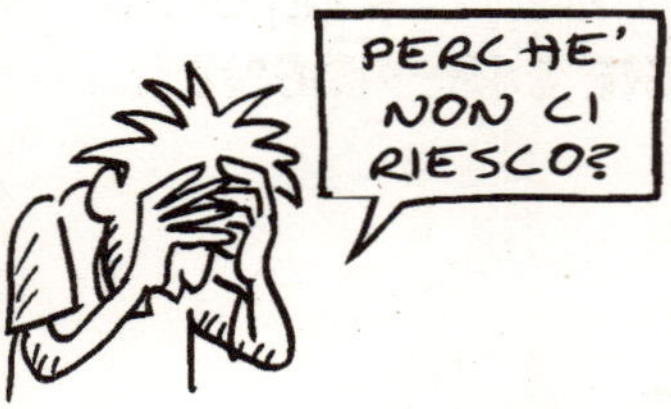
PERCHE' NON CI RIESCO?

Sono pochi i non fumatori che riescono a capire la vera **SOFFERENZA** vissuta dal fumatore che vuole smettere ma non riesce.

Questa quotidiana lotta interiore può essere **ESTENUANTE**.

I fumatori che cercano di smettere usando la **FORZA DI VOLONTÀ** possono arrivare ad essere ridotti in lacrime di vergogna e disperazione, quando, nonostante i ripetuti **BUONI PROPOSITI** e le sincere **PROMESSE**, si ritrovano, volta dopo volta, a non riuscire a liberarsi del **MOSTRO**.

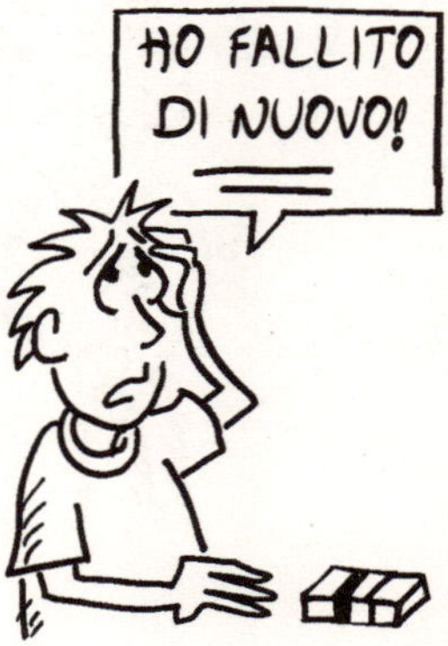
HO FALLITO DI NUOVO!

Torna per un attimo al dipendente da nicotina di pag. 37 e questa volta guarda con **COMPASSIONE** questa persona che potrebbe facilmente essere **TE**.

Guardalo come farebbe un **AMICO**.

Ecco una persona **ATTENTA, DOLCE, CORDIALE, ALTRUISTA, AMOREVOLE**, in un corpo incredibile che rappresenta il culmine della creazione ma che è prigioniero della quotidiana tortura della **TOSSICODIPENDENZA**.

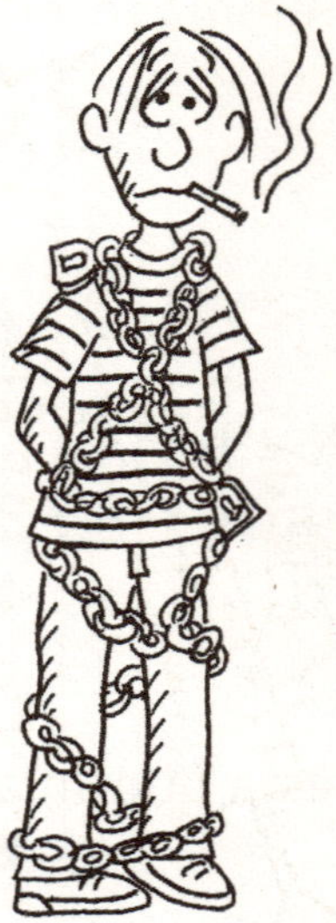

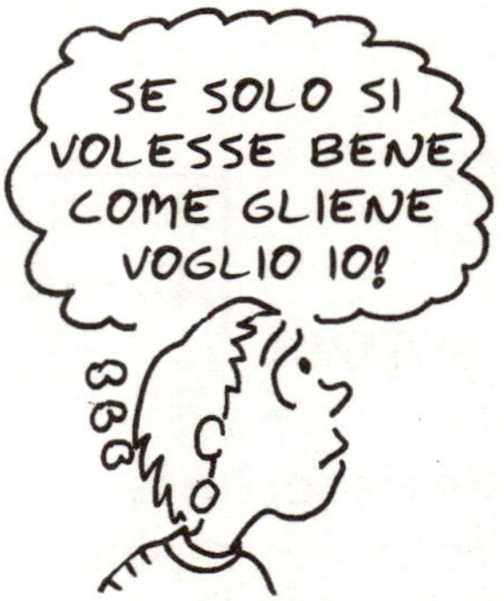

Magari avremmo più probabilità di successo se ci liberassimo della **VERGOGNA** e dei **SENSI DI COLPA** e se iniziassimo a vedere noi stessi con occhi più **BENEVOLI** e **COMPASSIONEVOLI**.

Ed infatti, testimonianza di quanto sia meraviglioso il **CORPO UMANO** è il fatto che riesca anche **SOLO** a sopportare la nicotina, visto che è una sostanza tra le più venefiche e con un potenziale tossicomanigeno tra i più elevati, ivi compresa l'**EROINA** e l'**ALCOL**

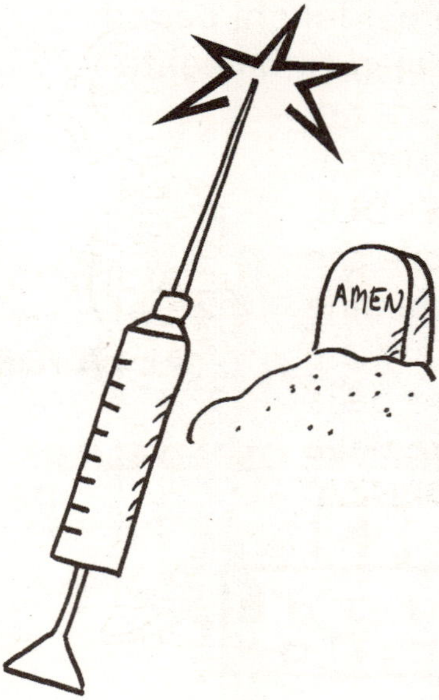

Se la nicotina contenuta **ANCHE IN UNA SOLA SIGARETTA** ti venisse iniettata direttamente in vena ti **UCCIDEREBBE**.

LA BUONA NOTIZIA

è che, una volta smesso di fumare, occorreranno solo **POCHI GIORNI** perché la nicotina scompaia dal tuo corpo mentre inizia **IMMEDIATAMENTE** il processo di riparazione dei danni.

Una volta che ti sarai liberato delle **TRAPPOLE PSICOLOGICHE** (il **LAVAGGIO DEL CERVELLO** del **GRANDE MOSTRO**), il **DESIDERIO FISICO** è un gioco da ragazzi.

Persino i **FUMATORI INCALLITI** sono in grado di non fumare per lunghi periodi senza particolari turbamenti...

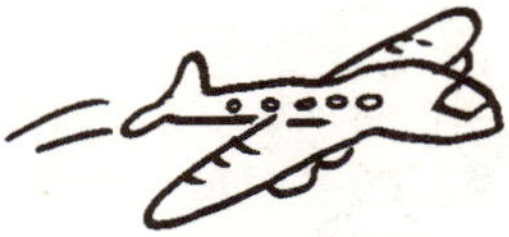

SUGLI AEREI

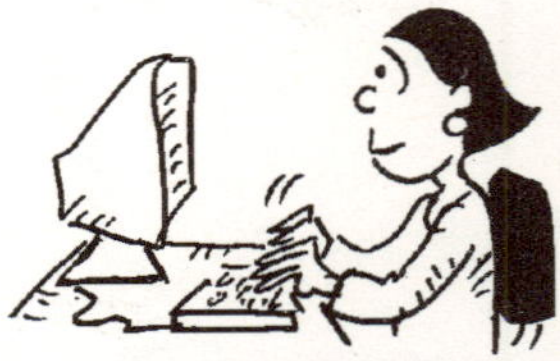

AL LAVORO

o **DURANTE DEGENZE OSPEDALIERE**.

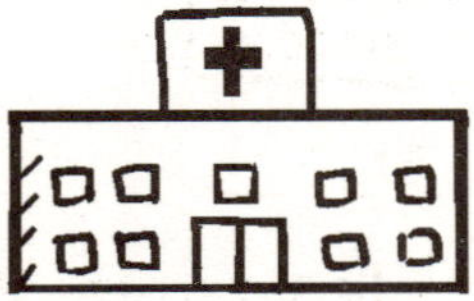

I **SINTOMI D'ASTINENZA FISICI** non sono neppure in grado di svegliarti la notte.

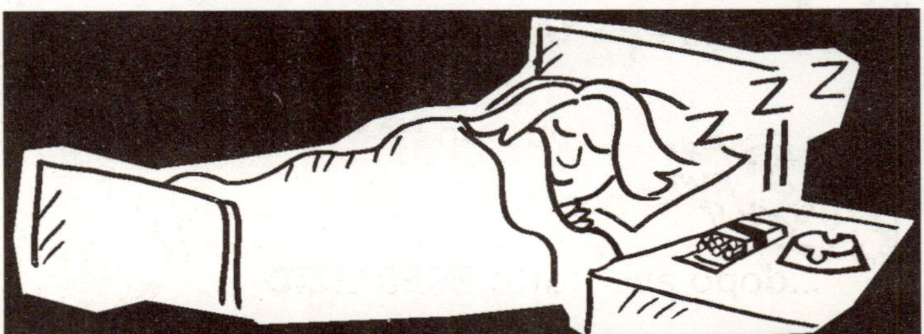

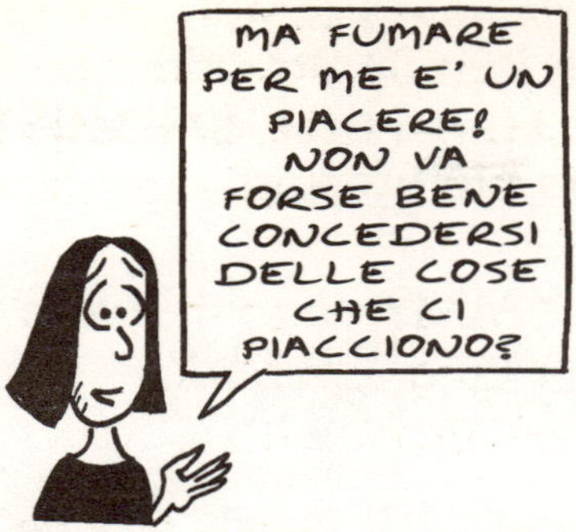
MA FUMARE PER ME E' UN PIACERE! NON VA FORSE BENE CONCEDERSI DELLE COSE CHE CI PIACCIONO?

Certo, ma eccoti qualcosa su cui meditare...

AI FUMATORI NON PIACE FUMARE!

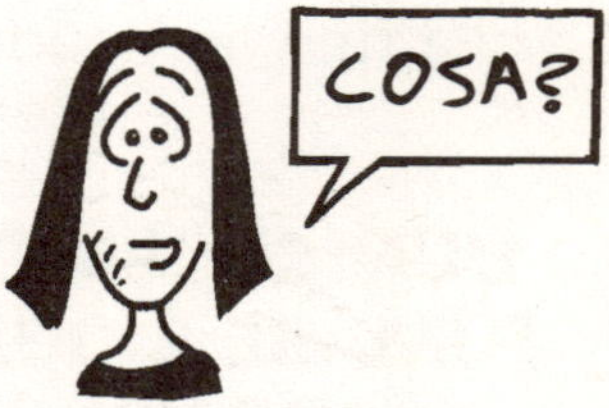
COSA?

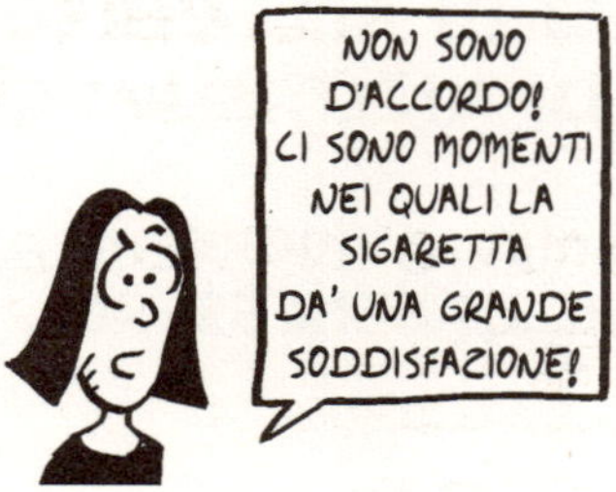
NON SONO D'ACCORDO! CI SONO MOMENTI NEI QUALI LA SIGARETTA DA' UNA GRANDE SODDISFAZIONE!

Ah, intendi le sigarette **PREFERITE**...

...la **PRIMA** della **GIORNATA**

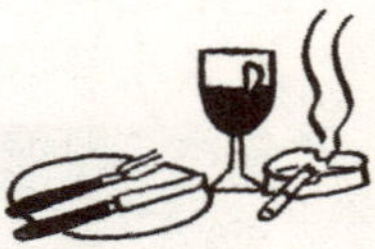

...dopo un **PASTO** o una **BEVANDA**...

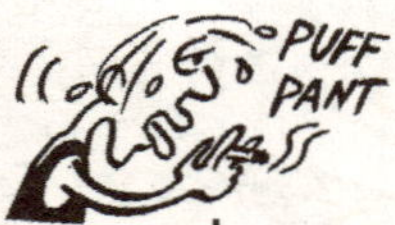
PUFF
PANT

...dopo aver fatto **ESERCIZIO**

...e durante una **PAUSA**...

Ciò che queste sigarette hanno in comune è il fatto che generalmente è trascorso un po' di tempo da quando hai avuto la tua ultima dose ed il sollievo sembra ancora più prezioso.

Tu associ quel livello di sollievo con la situazione nella quale ti trovi, rafforzando così il **LAVAGGIO DEL CERVELLO**.

Ed alla fine non puoi più goderti queste situazioni senza fumare.

L'UNICO 'PIACERE' GENERATO DAL FUMARE È QUELLO DI ALLEVIARE IL DESIDERIO DI NICOTINA.

Diamo un'occhiata a questo:
È UN MISURATORE DI BENESSERE...

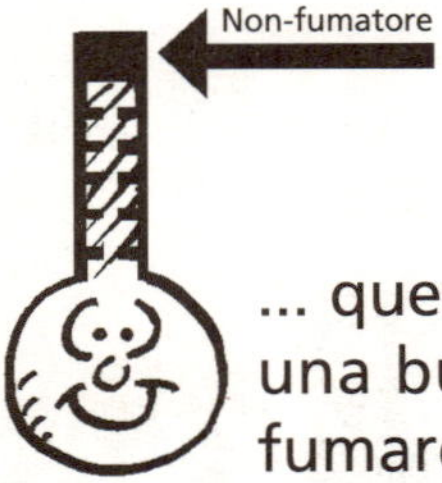

... questo è il livello del tuo **BENESSERE** in una buona giornata, prima che iniziassi a fumare.

Poi, ti sei acceso la prima sigaretta ed è nato il **PICCOLO MOSTRO**.

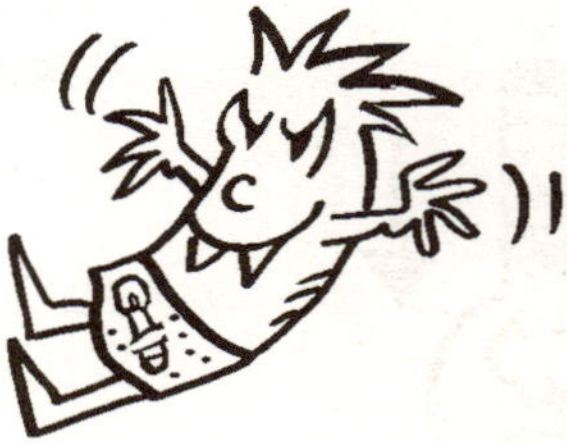

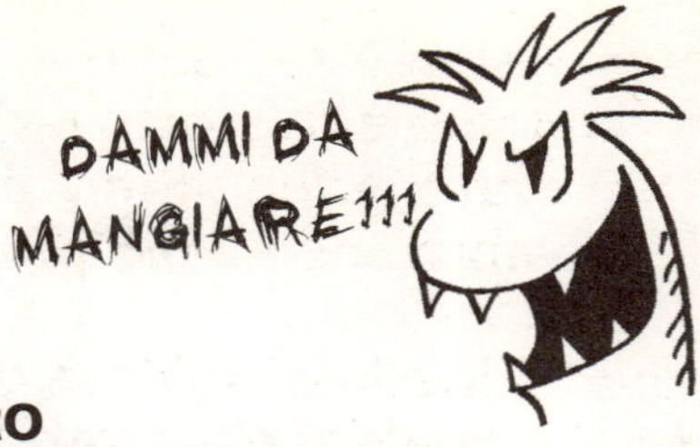

Il **PICCOLO MOSTRO**
ha un grande appetito e, presto, ordina di venir **SFAMATO** di nuovo...

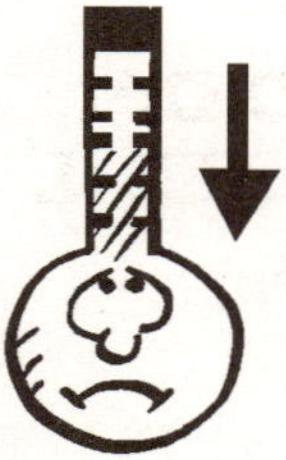

...ed il tuo **BENESSERE** inizia a diminuire mentre senti quella sensazione di **VUOTO**, di **INSICUREZZA** causata dai sintomi d'**ASTINENZA DA NICOTINA...**

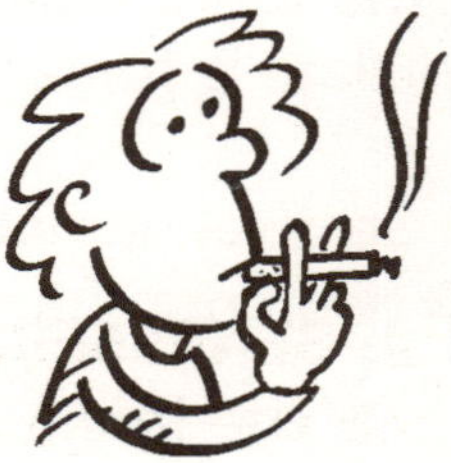

...allora **SFAMI** un'altra volta il mostro.

C'È un po' di **SOLLIEVO**...

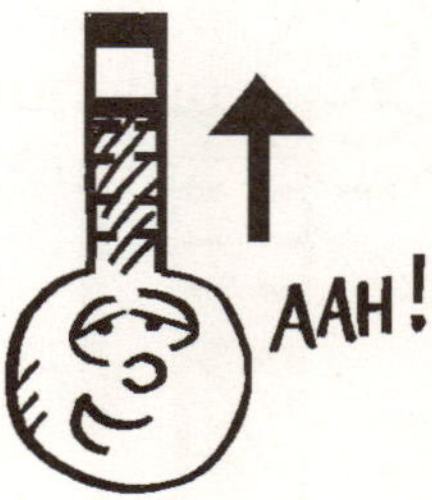

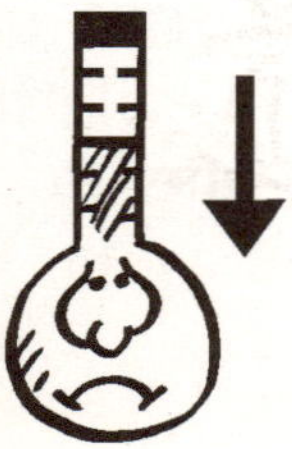

...sino a quando il mostro ha fame di nuovo!

...e **CONTINUA** ad aver **FAME**...

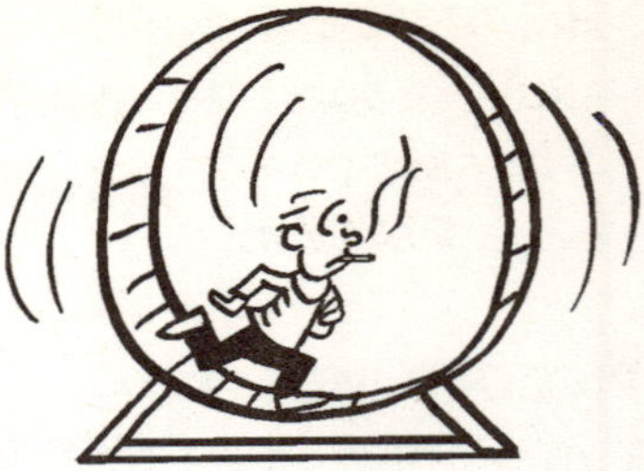

CONTINUA e **CONTINUA** e **CONTINUA**...

Col passare del tempo il corpo sviluppa una tolleranza alla droga, cosicché quando fumi la sensazione viene alleviata solo **IN PARTE** e di conseguenza ti senti **PIÙ STRESSATO PIÙ DI SOVENTE** e devi **FUMARE DI PIÙ**.

Non importa quanto dai da mangiare al **PICCOLO MOSTRO**; non riuscirai mai a raggiungere il livello di **BENESSERE** che avevi prima di iniziare a fumare.

Anche quando stai benissimo, ti sentirai sempre **PIÙ STRESSATO E MENO RILASSATO** di un non fumatore.

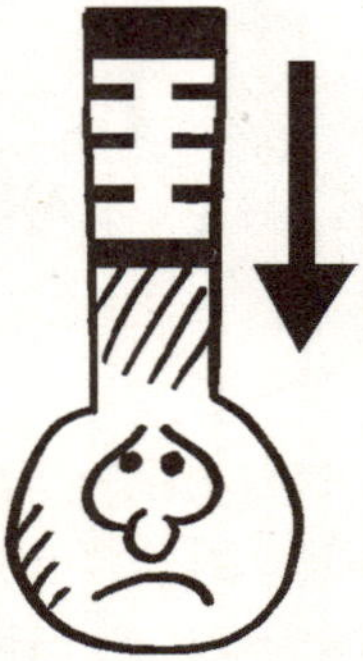

A dire il vero, la **SALUTE** sempre più cagionevole, il senso di **VERGOGNA**, di **DISGUSTO** e di **SCHIAVITÙ**, uniti alla **CONTINUA PAURA** di malattie e della morte, fanno sì che la tua sensazione di benessere vada **VIA VIA** scemando.

Hai **ANCORA** qualche dubbio sul fatto che fumare non sia un **PIACERE**?

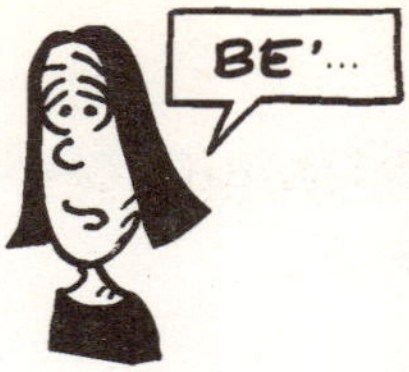
BE'...

Va bene. Accenditene una ora e **FAI** cinque o sei **TIRI PROFONDI**.

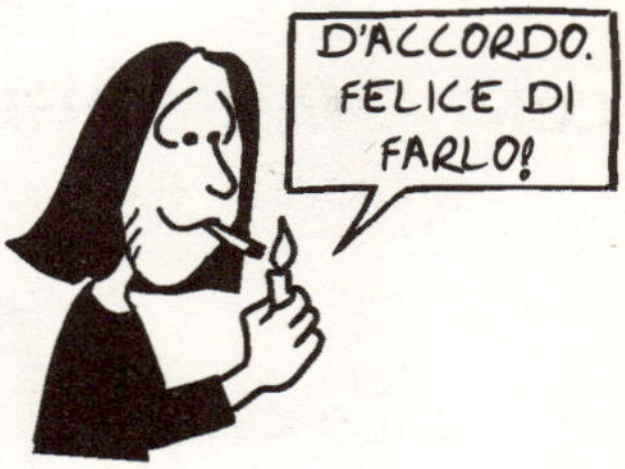
D'ACCORDO. FELICE DI FARLO!

Descrivimi ora il **PIACERE** che stai provando.

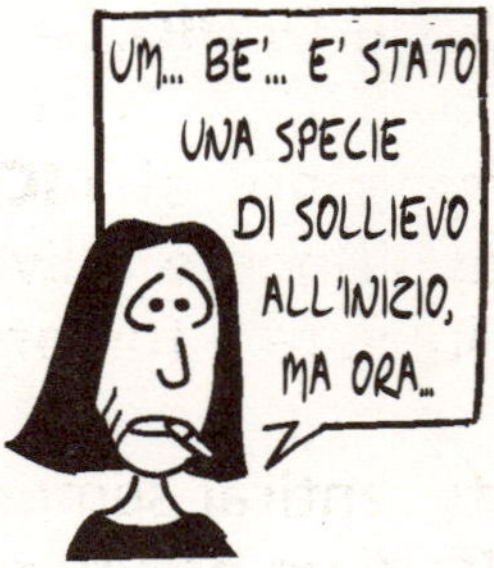
UM... BE'... E' STATO UNA SPECIE DI SOLLIEVO ALL'INIZIO, MA ORA...

Accenditene **UN'ALTRA**.

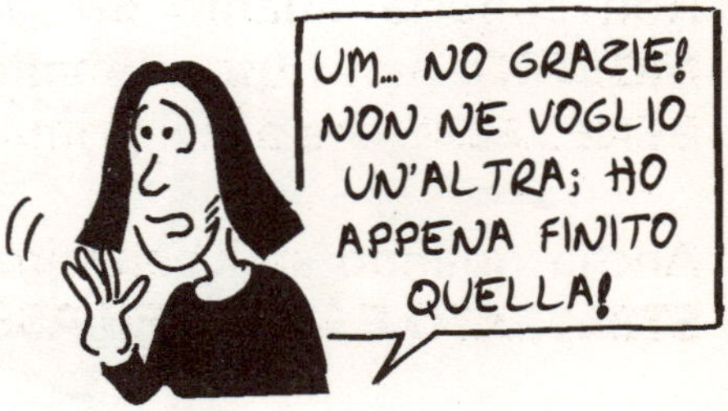
UM... NO GRAZIE! NON NE VOGLIO UN'ALTRA; HO APPENA FINITO QUELLA!

Perché no, se è **PIACEVOLE** come dici?

Non si tratta di **PIACERE**. Si tratta solo di **RABBOCCARE** il tuo **LIVELLO DI NICOTINA**, cercando di ovviare ai **SINTOMI D'ASTINENZA** causati dalla tua ultima sigaretta.

Non puoi **FARNE A MENO**!

Ma un'altra è la cosa della quale
non puoi fare veramente a **MENO**:

di un

AIUTO!

Ed ecco: **HAI L'AIUTO A PORTATA DI MANO**!

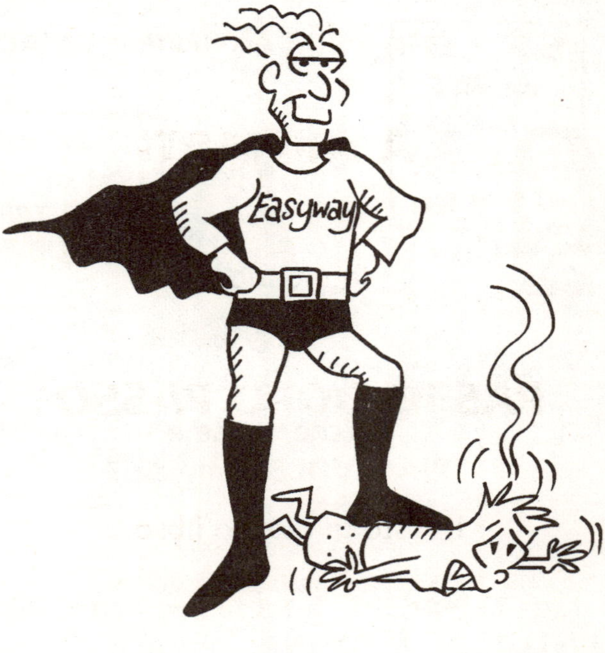

Devi iniziare

A VOLERTI

abbastanza

BENE

DA AIUTARTI

leggendo,

PASSO DOPO PASSO,

il resto di questo libro.

NIENTE 'MA' 'MI' 'MO' ...NIENTE MOZZICONI!

AVVISO IMPORTANTE:

PUOI CONTINUARE A FUMARE SINO A QUANDO "TI SI ACCENDE LA LAMPADINA"!

ANZI, INSISTIAMO PERCHÉ TU LO FACCIA.

SINO A QUANDO CONTINUERAI A VEDERE UNA SIGARETTA COME QUALCOSA DI DESIDERABILE, CONTINUERAI AD ESSERE UN FUMATORE.

NON PREOCCUPARTI, SEGUI TUTTO QUELLO CHE DICE IL LIBRO E

LA LAMPADINA SI ACCENDERÀ!

Iniziamo con il dare una
BELLA occhiata al mostro
e vederlo
per quel che è...

UN'ILLUSIONE!

È un po' come il "mostro sotto il letto" dell'infanzia.
Ricordi come ti sembrava **GIGANTESCO** e
SPAVENTOSO
mentre eri a letto al buio?

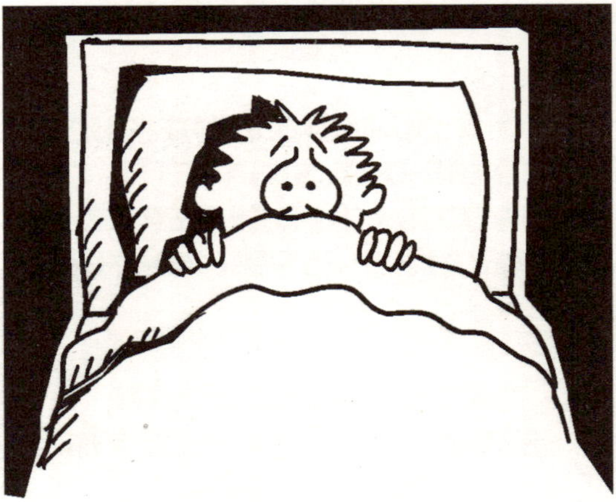

Sino a quando, raccolto tutto
il tuo coraggio, ti sei finalmente **SPORTO**
ed hai dato un'**OCCHIATA**...

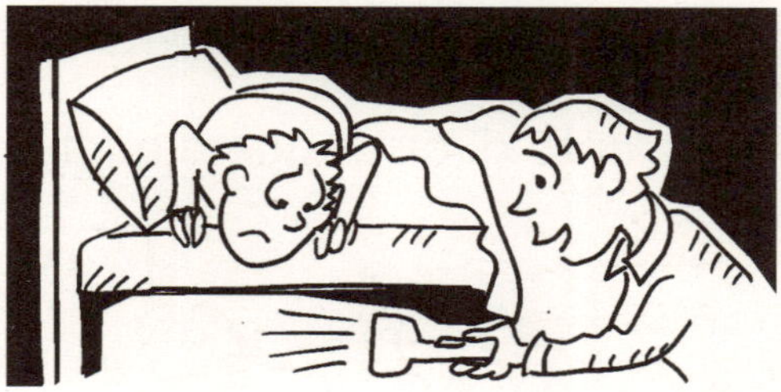

...e tutto quel che hai trovato
sono stati **BATUFFOLI DI LANUGGINE**!

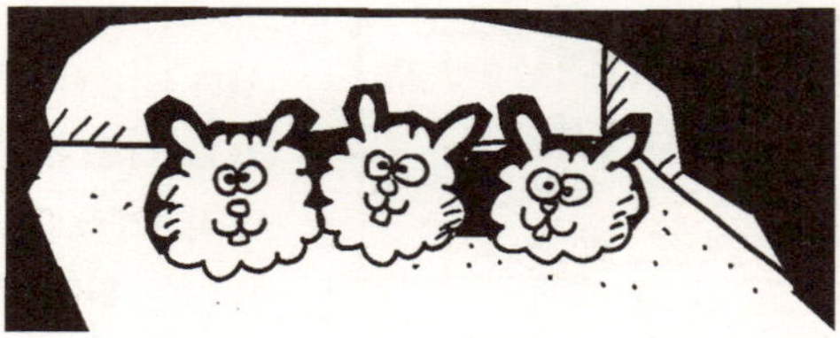

Il mostro esisteva solo nella tua
IMMAGINAZIONE.

Allo stesso modo il **GRANDE MOSTRO DEL FUMO** si ciba della tua **PAURA**.

Ti **CONDIZIONA** per farti pensare che starai **PEGGIO** senza di lui.

È giunto il momento di distruggere quelle **ILLUSIONI**.

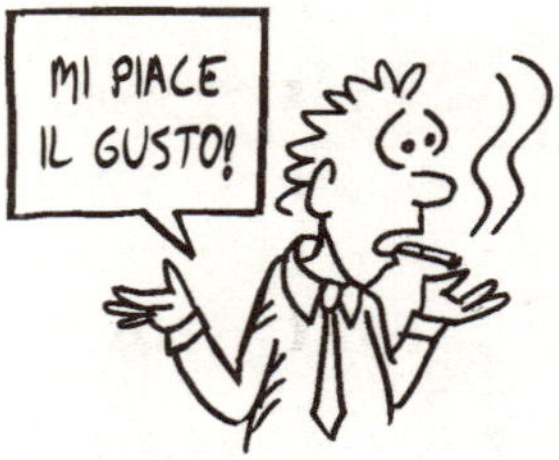

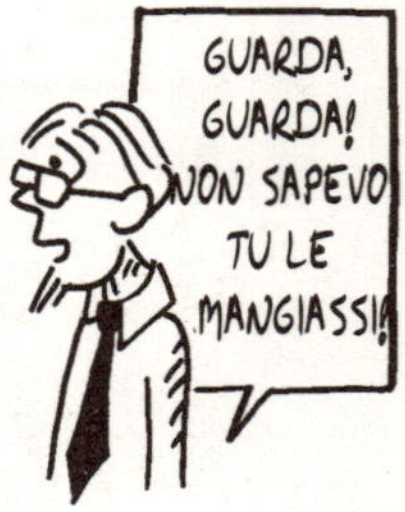

Il pensare che ti piaccia il gusto è solo un'illusione.Ti basti ricordare il **CATTIVO** sapore delle prime sigarette che hai fumato.

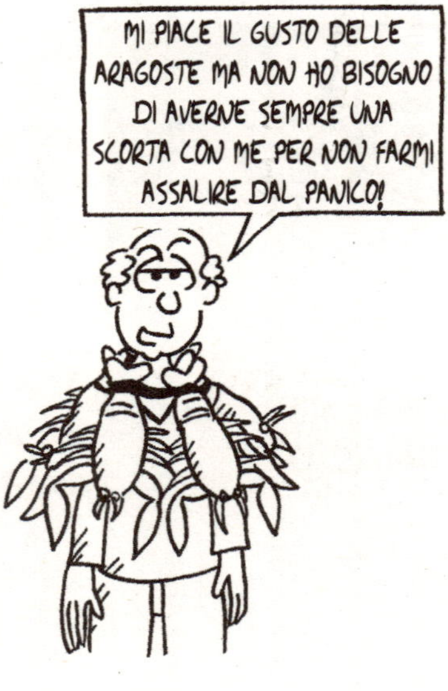

Sembrano "**buone**" solo perche stai alleviando il **DESIDERIO** di nicotina e associ il sapore con il sollievo che ne deriva.

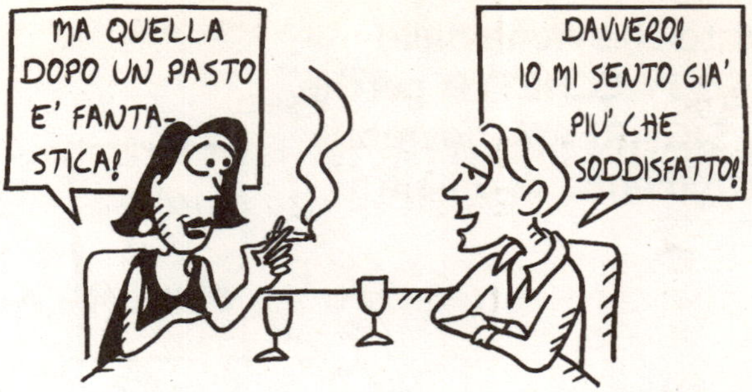
MA QUELLA DOPO UN PASTO E' FANTASTICA!
DAVVERO! IO MI SENTO GIA' PIU' CHE SODDISFATTO!

Le sigarette dopo i pasti **SEMBRANO** essere migliori perché stai eliminando **TRE** disagi: **FAME**, **SETE** e il tuo bisogno di una **DOSE DI NICOTINA**.

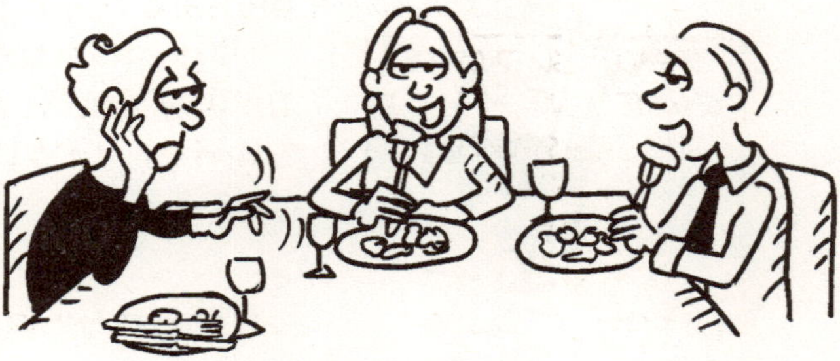

Pensa a quanto ti senti **FRUSTRATA** quando i non fumatori sembrano impiegare secoli a finire la cena e tu muori dalla voglia di **FUMARE**!

Visto che viene dallo
STESSO PACCHETTO perché
UNA SIGARETTA dovrebbe
essere meglio di un'altra?

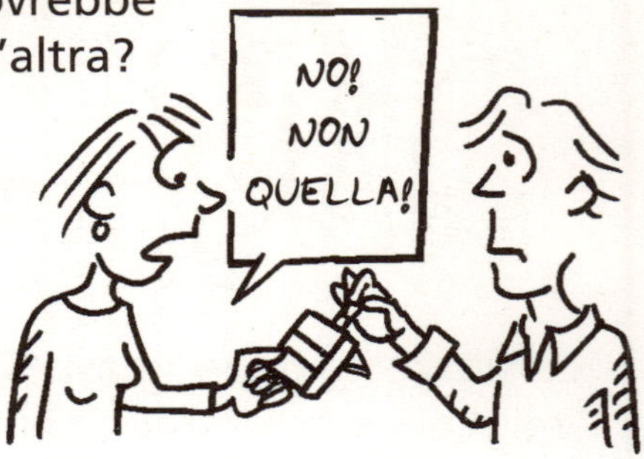

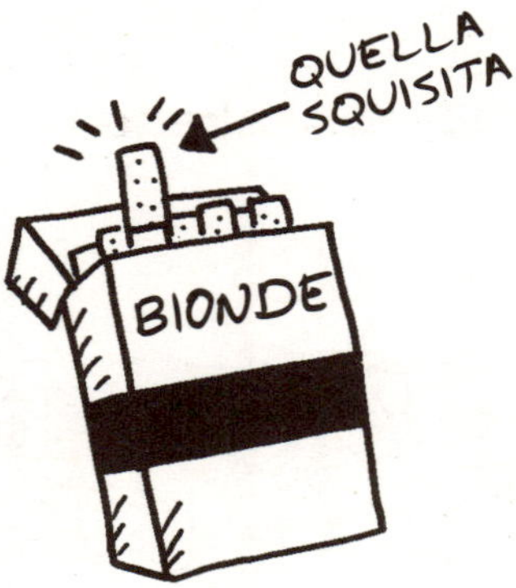

Fumare non migliora il sapore dei cibi.

Al contrario,
DISTRUGGE LE TUE PAPILLE GUSTATIVE.

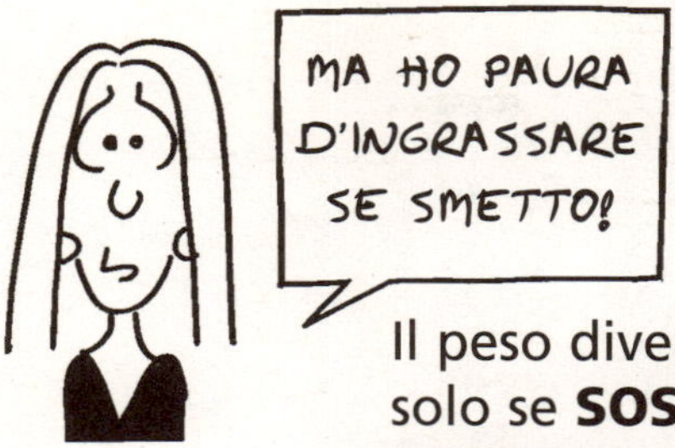
MA HO PAURA D'INGRASSARE SE SMETTO!

Il peso diverrà un problema solo se **SOSTITUIRAI** una **BRAMA** con un'altra.

Il punto è capire che non stai **PERDENDO** alcunché!

Anzi, ti ritornerà un sacco di **ENERGIA** e ti sentirai **MOLTO PIÙ ATTIVO**. Una volta che quel poveraccio del tuo corpo si sarà liberato di tutte le **PORCHERIE**, ti sentirai più **ENERGICO**.

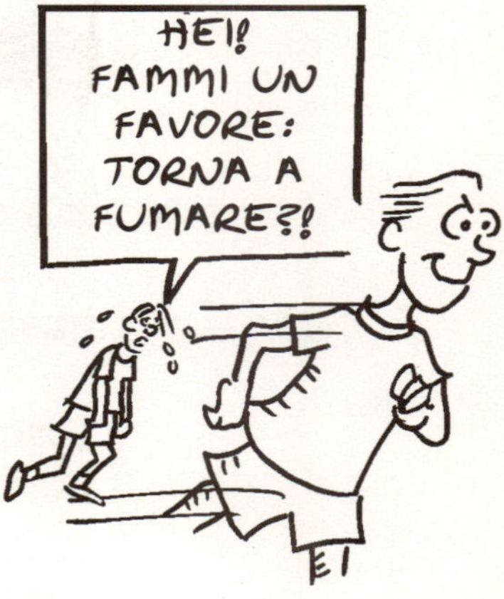
HEI!
FAMMI UN FAVORE: TORNA A FUMARE?!

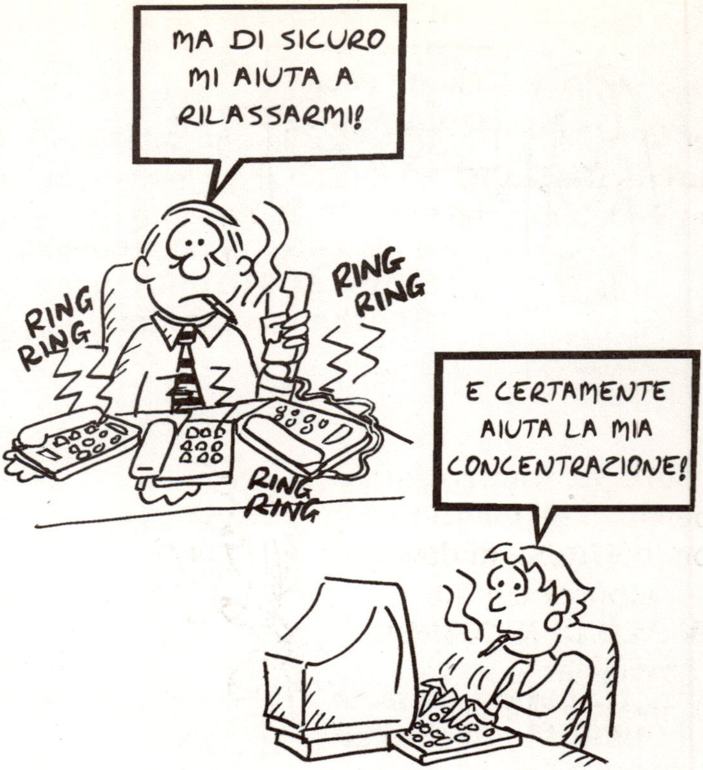
MA DI SICURO MI AIUTA A RILASSARMI!
RING RING
RING RING
RING RING
E CERTAMENTE AIUTA LA MIA CONCENTRAZIONE!

Queste sono due tra le più comuni
ILLUSIONI
riguardanti il fumo.

Distruggiamole!

Per far crollare l'illusione che le sigarette favoriscano il **RILASSAMENTO**, immagina che, stamane, tu ed un non fumatore abbiate un appuntamento dal dentista, situazione che in molti genera **TENSIONE**.

Tu parti già svantaggiato perché ti sei svegliato con lo **STRESS** di dover rabboccare il tuo **LIVELLO DI NICOTINA,** ovviamente sceso mentre dormivi.

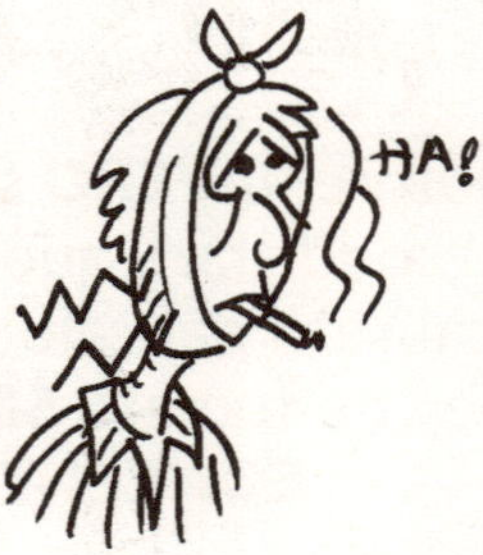

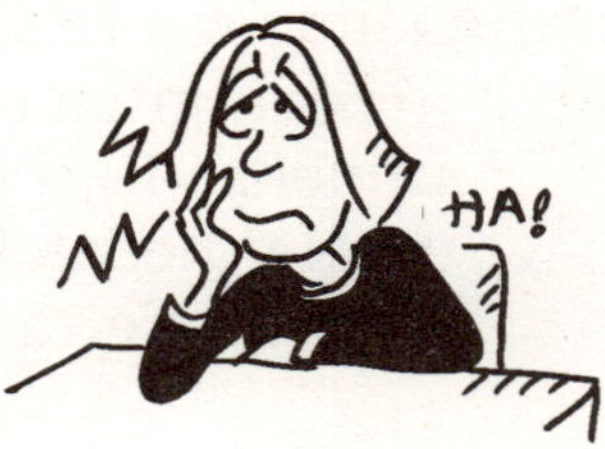

Il non fumatore, invece, deve solo confrontarsi con lo stress causato dall'**APPUNTAMENTO COL DENTISTA!**

ACCELERIAMO I TEMPI e arriviamo ora alla fine dell'appuntamento.

Entrambi potete tirare un sospirone di **SOLLIEVO**... o ***NO***

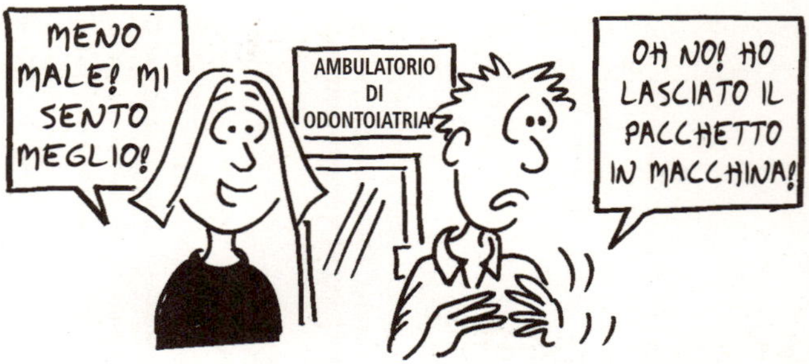
MENO MALE! MI SENTO MEGLIO!
AMBULATORIO DI ODONTOIATRIA
OH NO! HO LASCIATO IL PACCHETTO IN MACCHINA!

Per il fumatore, il **VERO** stress consiste nel dover di continuo soddisfare quell'incessante **FAME**, quel **PRURITO** causato dal calo del livello di nicotina. Ecco perché fumare **SEMBRA** aiutare la **CONCENTRAZIONE**.

NON RIESCO A PENSARE! HO BISOGNO DI UNA SIGARETTA!
VIETATO FUMARE

È ovvio che è difficile concentrarsi quando si è **DISTRATTI** dai sintomi di astinenza fisici e dalla mente che vuole una sigaretta.

I non fumatori non hanno questo problema e non l'avrai neppure tu una volta **CHE SARAI LIBERO**.

Tu provi

MAGGIORE STRESS E

MANCHI DI CONCENTRAZIONE

***PERCHÉ* FUMI!**

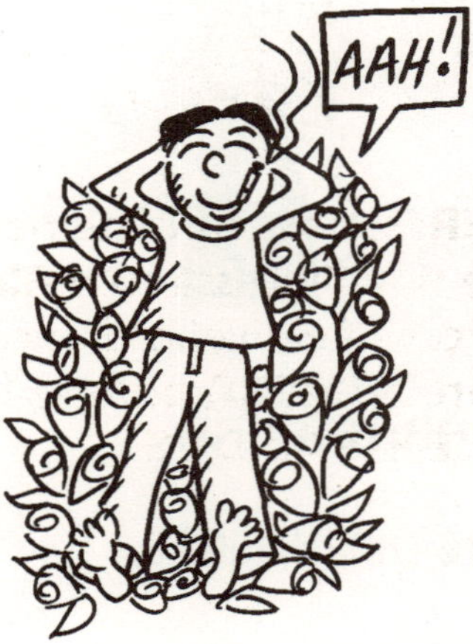

Se fumare fosse la panacea per lo stress, la tua vita sarebbe un ***LETTO DI ROSE***.

I non fumatori possono avere la tua stessa quantità di **STRESS ESISTENZIALE**, ma non hanno il **PESO AGGIUNTIVO** di fumare.

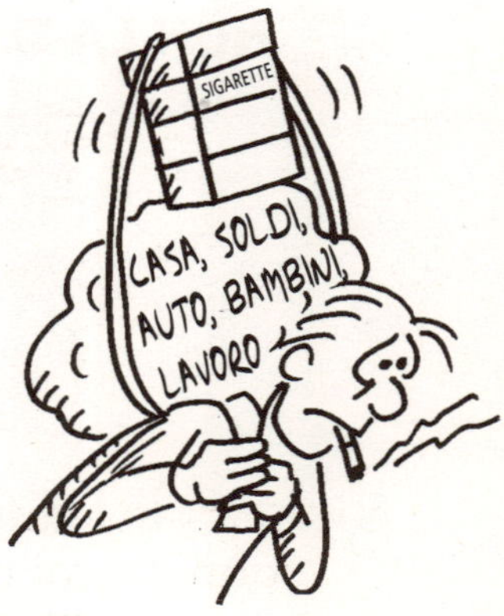

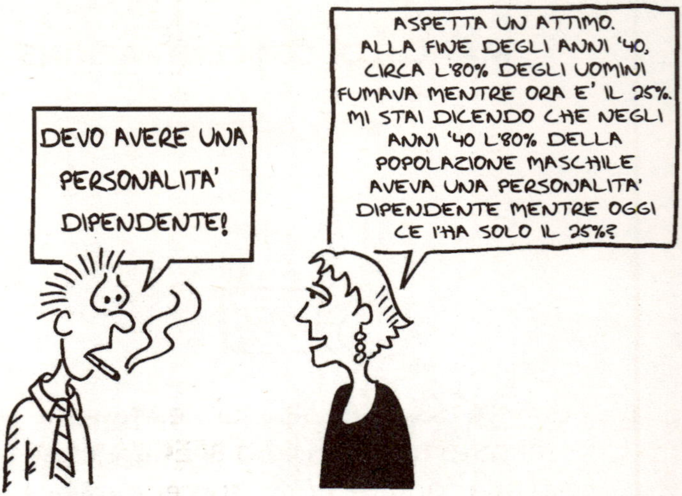
DEVO AVERE UNA PERSONALITA' DIPENDENTE!
ASPETTA UN ATTIMO. ALLA FINE DEGLI ANNI '40, CIRCA L'80% DEGLI UOMINI FUMAVA MENTRE ORA E' IL 25%. MI STAI DICENDO CHE NEGLI ANNI '40 L'80% DELLA POPOLAZIONE MASCHILE AVEVA UNA PERSONALITA' DIPENDENTE MENTRE OGGI CE L'HA SOLO IL 25%?

È LA **DROGA** CHE

TI RENDE DIPENDENTE,

NON LA TUA PERSONALITÀ.

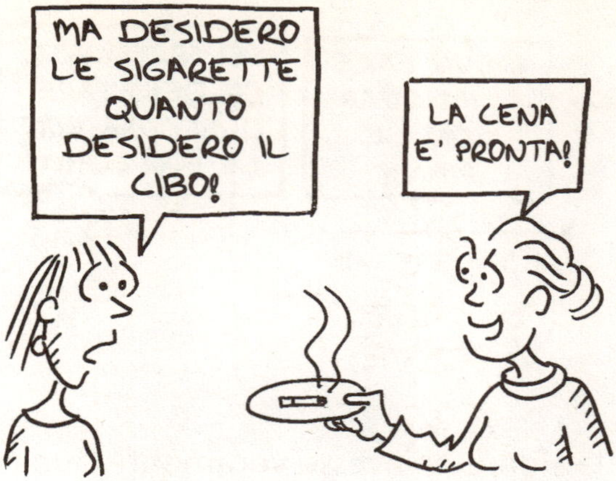
MA DESIDERO LE SIGARETTE QUANTO DESIDERO IL CIBO!
LA CENA E' PRONTA!

Mangiare è un'attività naturale. Fumare non lo è. Non sei nato munito di un **MECCANISMO** che ti porta a fumare, come succede invece per la fame che ti spinge a **MANGIARE**.

Quel dispositivo è **CREATO** dal **FUMO**.

MANGIARE *SODDISFA* LA FAME.

FUMARE *GENERA* LA FAME...

e la fame creata dal fumo non

VIENE MAI, *MAI* SODDISFATTA!

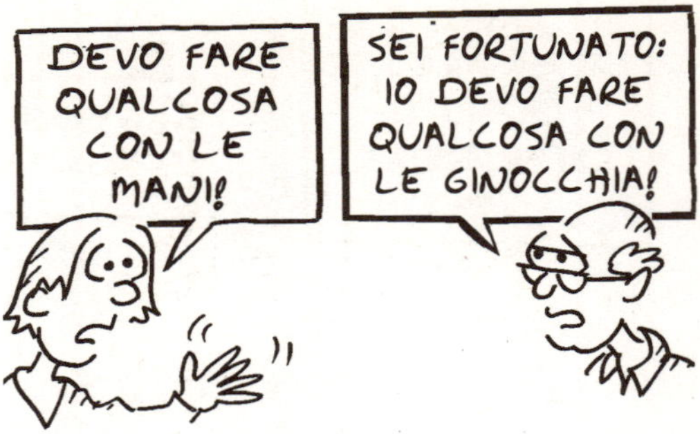
DEVO FARE QUALCOSA CON LE MANI!
SEI FORTUNATO: IO DEVO FARE QUALCOSA CON LE GINOCCHIA!

Se la sigaretta avesse veramente qualcosa a che fare col tenere le **MANI** occupate, perché **ACCENDERLA**? Perché non maneggiare la sigaretta **SPENTA**?

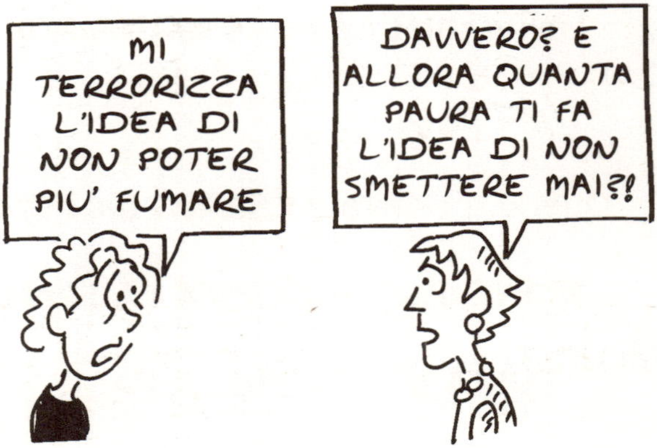
MI TERRORIZZA L'IDEA DI NON POTER PIU' FUMARE
DAVVERO? E ALLORA QUANTA PAURA TI FA L'IDEA DI NON SMETTERE MAI?!

Verresti assalito dal **PANICO** all'idea di non poter più mangiare un **TIRAMISÙ**?

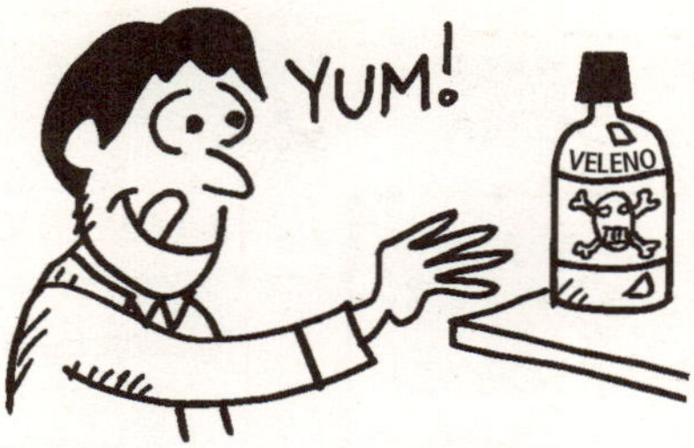
YUM!
VELENO

Perché dovrebbe preoccuparti l'idea
di non **AVVELENARTI** ogni giorno?

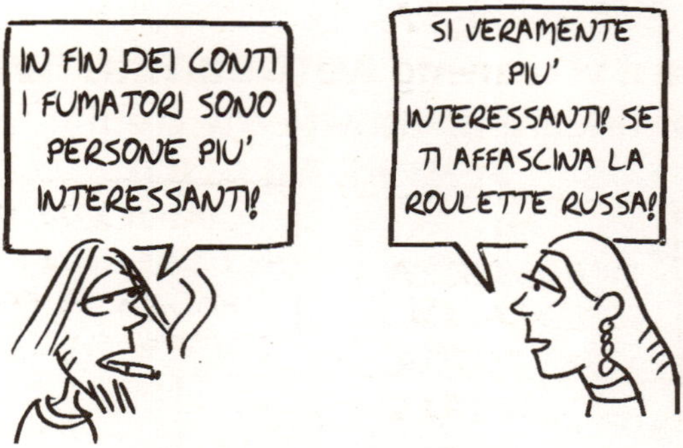
IN FIN DEI CONTI I FUMATORI SONO PERSONE PIU' INTERESSANTI!
SI VERAMENTE PIU' INTERESSANTI! SE TI AFFASCINA LA ROULETTE RUSSA!

Oh sì, i fumatori sono di gran lunga più **INTERESSANTI** dei **SALUTISTI**, sempre **NOIOSI E "TROPPO SANTI"**. Anche solo il loro **TOSSIRE** non li fa certo passare **INOSSERVATI!**

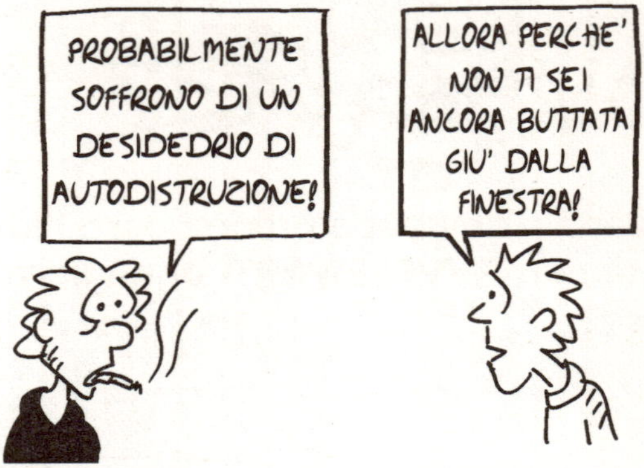
PROBABILMENTE SOFFRONO DI UN DESIDEDRIO DI AUTODISTRUZIONE!
ALLORA PERCHE' NON TI SEI ANCORA BUTTATA GIU' DALLA FINESTRA!

Se tu fossi veramente **AUTODISTRUTTIVO**, perché continuare un'attività che credi ti faccia **SENTIRE MEGLIO?**

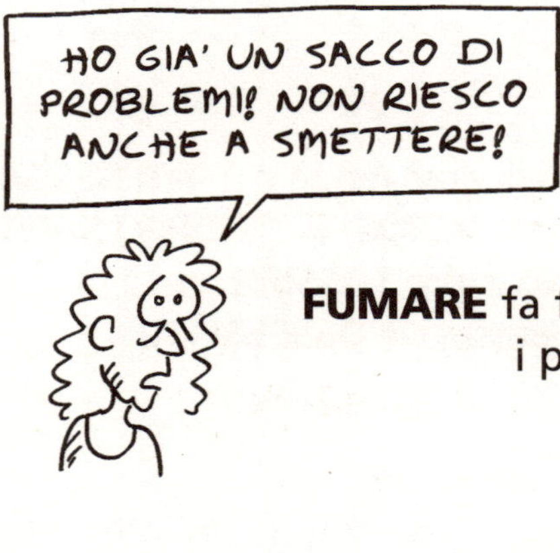
HO GIA' UN SACCO DI PROBLEMI! NON RIESCO ANCHE A SMETTERE!

FUMARE fa forse **SCOMPARIRE** i problemi?

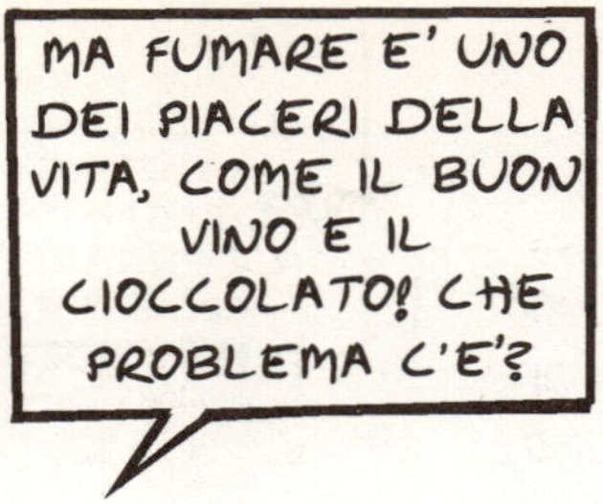

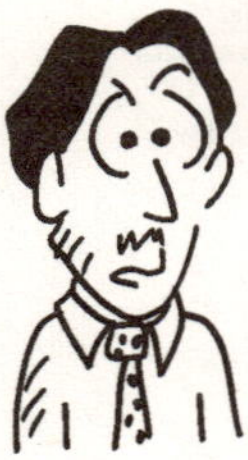

Incoraggeresti i tuoi
FIGLI a fumare?

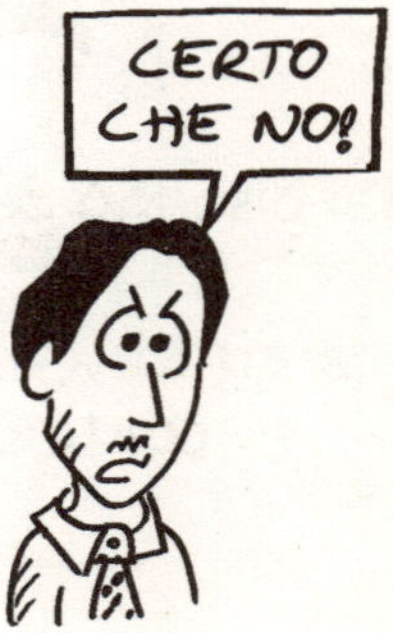

Se potessi rivivere
la tua vita,
SCEGLIERESTI di
essere un
fumatore?

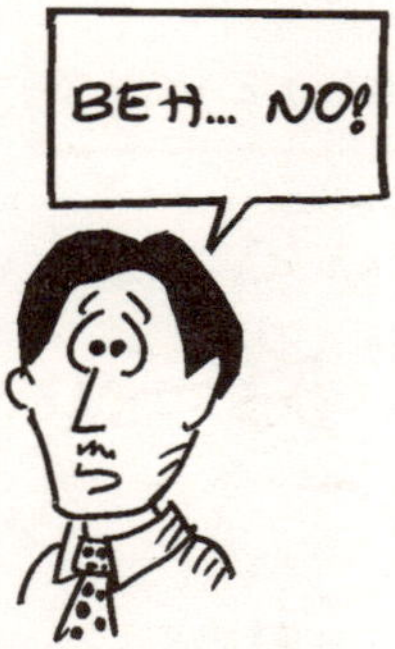

Se non è un **PROBLEMA** ed è così **PIACEVOLE**
perché non lo ***RACCOMANDI*** agli altri?

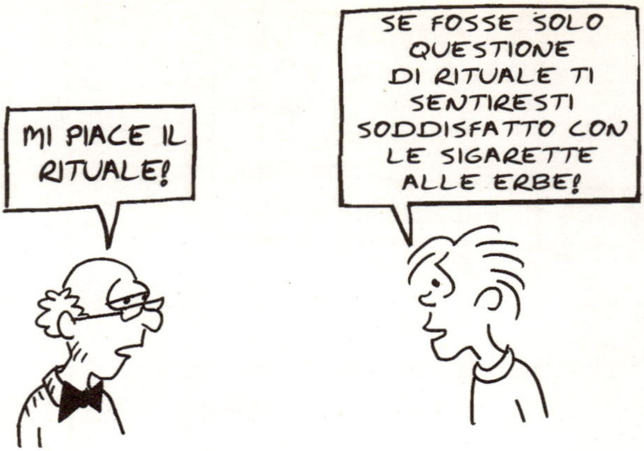
MI PIACE IL RITUALE!
SE FOSSE SOLO QUESTIONE DI RITUALE TI SENTIRESTI SODDISFATTO CON LE SIGARETTE ALLE ERBE!

Hai bisogno del **RITUALE** per poter assumere nicotina.

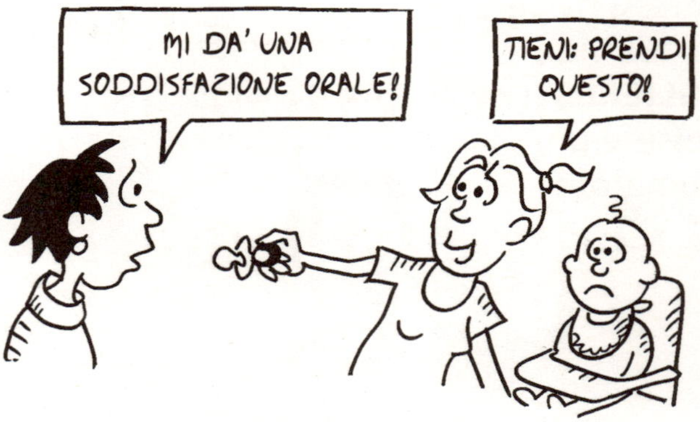
MI DA' UNA SODDISFAZIONE ORALE!
TIENI: PRENDI QUESTO!

Se fosse solo **GRATIFICAZIONE ORALE**

perché

ACCENDERLA o **ASPIRARLA**?

Dal tuo **SVEZZAMENTO** a quando ti sei messo la sigaretta in bocca sono passati anni senza che tu sentissi il bisogno di farlo.

Te ne andresti in giro succhiando un **CIUCCIO**?

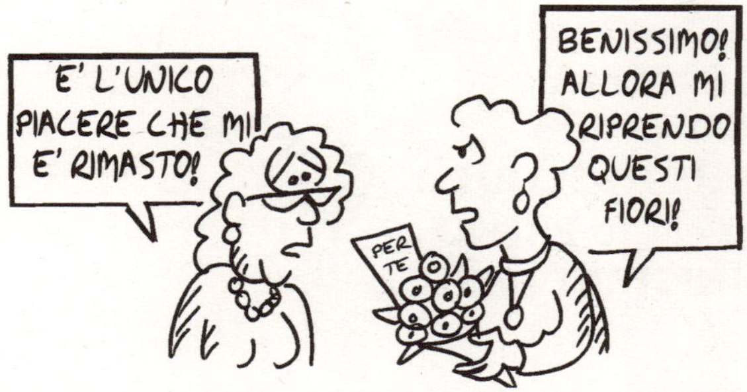
E' L'UNICO PIACERE CHE MI E' RIMASTO!
BENISSIMO! ALLORA MI RIPRENDO QUESTI FIORI!
PER TE

DAI SU! E dove metti l'**AMICIZIA**, la **FAMIGLIA**, le **GIORNATE DI SOLE**, il **CIBO**, la **LIBERTÀ**, la **SALUTE**, le **VACANZE**, la **NATURA**... etc.?

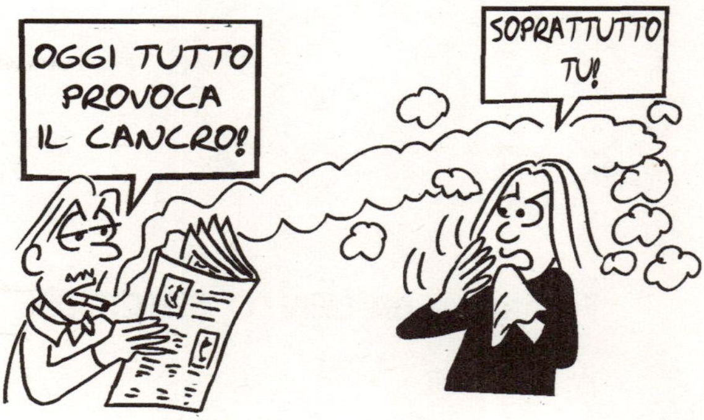
OGGI TUTTO PROVOCA IL CANCRO!
SOPRATTUTTO TU!

Be', tu hai scelto uno dei **MIGLIORI AGENTI CANCEROGENI**!
Devi essere un vero **CONOSCITORE**!

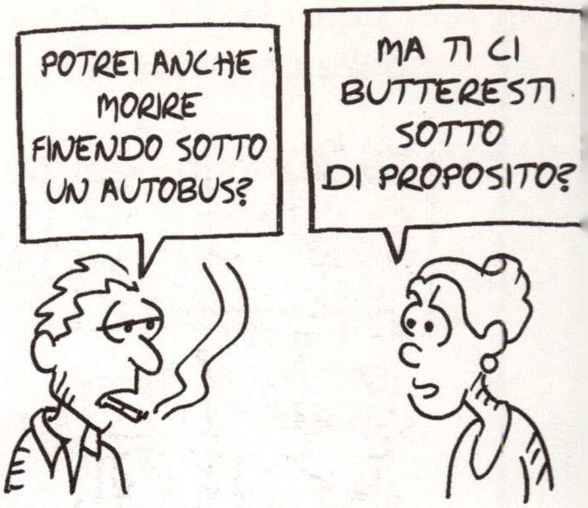
POTREI ANCHE MORIRE FINENDO SOTTO UN AUTOBUS?
MA TI CI BUTTERESTI SOTTO DI PROPOSITO?

Potresti anche vincere la **LOTTERIA**, venir scoperto da un **TALENT-SCOUT** o essere eletto **PRIMO MINISTRO**!

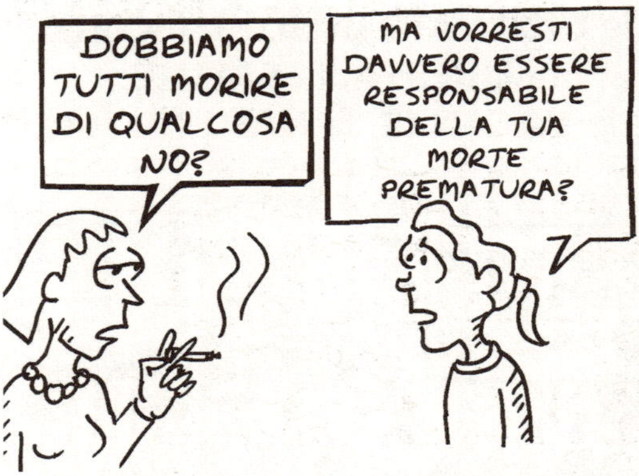
DOBBIAMO TUTTI MORIRE DI QUALCOSA NO?
MA VORRESTI DAVVERO ESSERE RESPONSABILE DELLA TUA MORTE PREMATURA?

Fumare è un **LENTO SUICIDIO**.

Inoltre, faresti di tutto perché la tua morte fosse preceduta da una **LUNGA E TREMENDA TORTURA**?

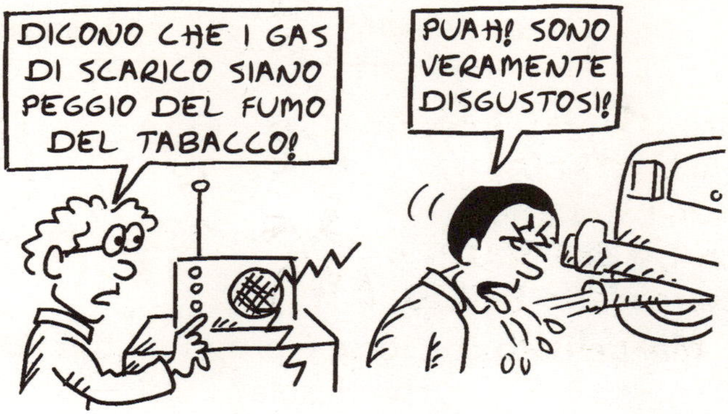
DICONO CHE I GAS DI SCARICO SIANO PEGGIO DEL FUMO DEL TABACCO!
PUAH! SONO VERAMENTE DISGUSTOSI!

Be' sì, se sei così **SCIOCCO**
da succhiare qualcosa di **MORTALE**...

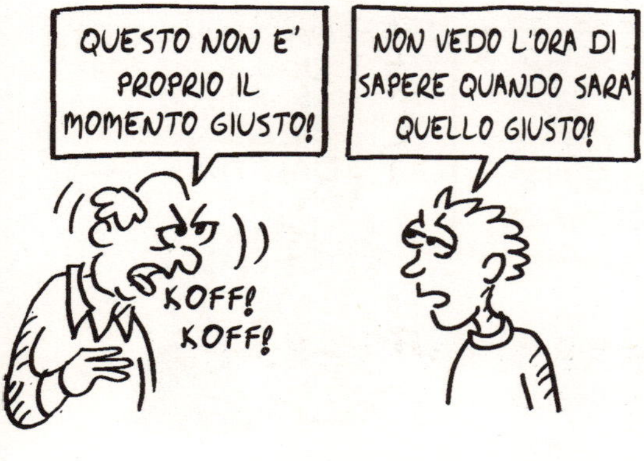
QUESTO NON E' PROPRIO IL MOMENTO GIUSTO!
KOFF! KOFF!
NON VEDO L'ORA DI SAPERE QUANDO SARA' QUELLO GIUSTO!

Ecco di nuovo il **LAVAGGIO DEL CERVELLO!**

Ti convince che non è **MAI** il momento giusto!

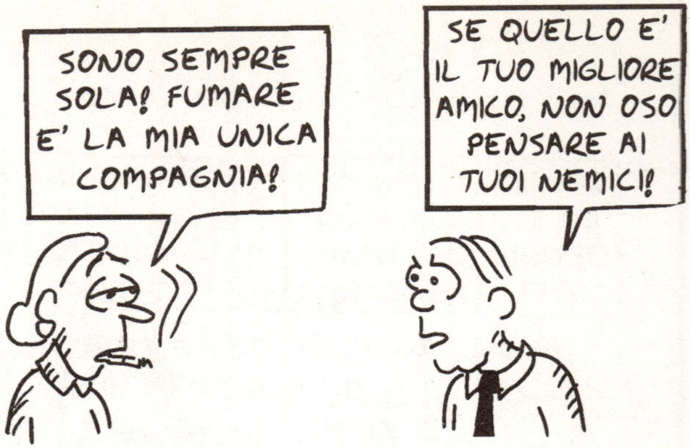
SONO SEMPRE SOLA! FUMARE E' LA MIA UNICA COMPAGNIA!
SE QUELLO E' IL TUO MIGLIORE AMICO, NON OSO PENSARE AI TUOI NEMICI!

Hai mai pensato che forse è proprio il tuo **FUMARE** che ti isola?

D'altra parte, che razza di **AMICO** è quello che ti **AVVELENA**, ti **SOFFOCA** e t'**IMPRIGIONA**?

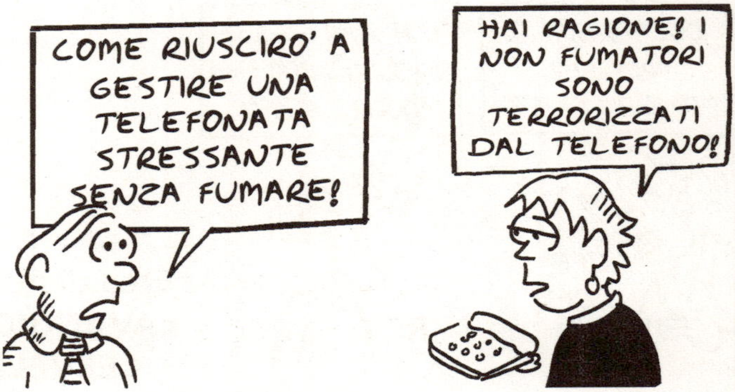
COME RIUSCIRO' A GESTIRE UNA TELEFONATA STRESSANTE SENZA FUMARE!
HAI RAGIONE! I NON FUMATORI SONO TERRORIZZATI DAL TELEFONO!

Il telefono è sul punto di **ESPLODERE? MORDERTI**? È **FUMARE** che crea lo stress.

Ti rendi conto di quanto **DEBOLI** siano queste scuse?

Di quanto il **LAVAGGIO DEL CERVELLO** del **MOSTRO DEL FUMO** sia riuscito a deformare il tuo modo di pensare?

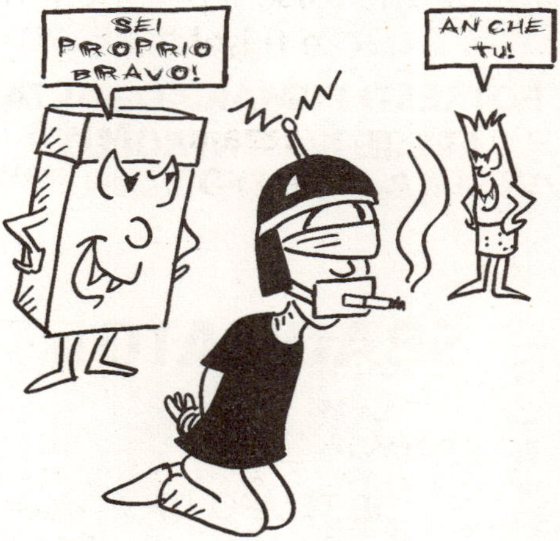

CHIUDE LA TUA MENTE.
Ti rende **SORDO**, **MUTO** e **CIECO**.

Fa tutto parte del **TRUCCO**, del **SORTILEGIO**, della **CORTINA FUMOGENA**.

L'**OSTACOLO MAGGIORE** consiste nel credere che:

A) **STAI VERAMENTE *RINUNCIANDO*** a qualcosa.

SBAGLIATO!

B) **CHE POTRESTI FUMARE OGNI TANTO ED AVERE IL CONTROLLO.**

SBAGLIATO!

È TEMPO DI

SVEGLIARSI!

Vediti un attimo come ti vede
un **NON FUMATORE**...

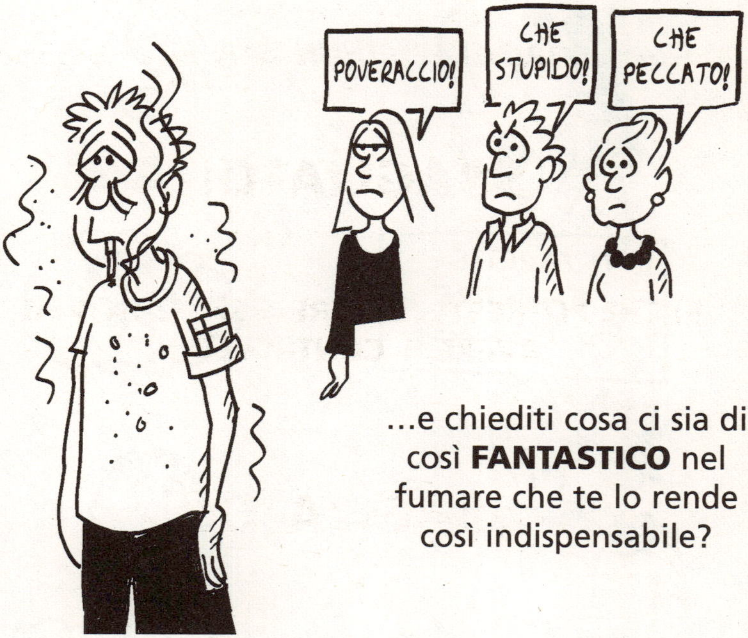

...e chiediti cosa ci sia di
così **FANTASTICO** nel
fumare che te lo rende
così indispensabile?

Riusciresti mai a convincere qualcuno che non fuma
che stai **MEGLIO** tu da **FUMATORE** che
lui da **NON FUMATORE**?

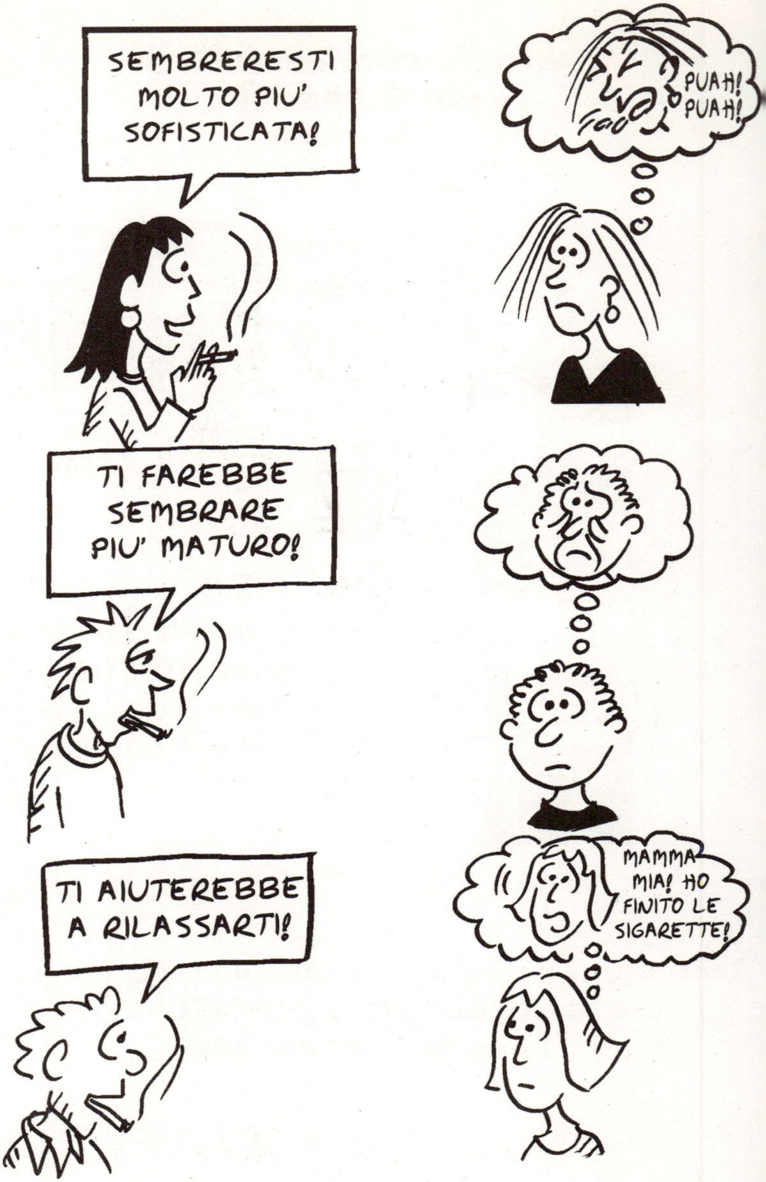
SEMBRERESTI MOLTO PIU' SOFISTICATA!
PUAH! PUAH!
TI FAREBBE SEMBRARE PIU' MATURO!
TI AIUTEREBBE A RILASSARTI!
MAMMA MIA! HO FINITO LE SIGARETTE!

Sei stato **PRESO IN GIRO** dai più grandi **TRUFFATORI** di tutti i tempi...

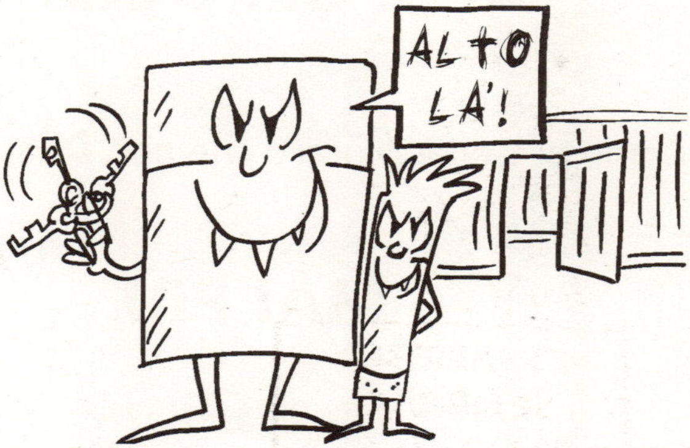

I tuoi **CARCERIERI**.

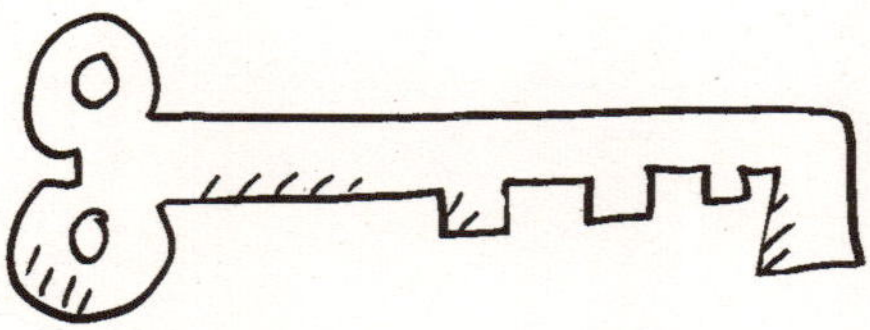

EASYWAY ha la chiave che ti libererà e apre solo **UNA COSA**...

LA TUA MENTE!

APRI GLI OCCHI!

Come potrai assicurarti che non **DESIDERERAI**

MAI PIÙ

una sigaretta?

Ricorda la **VERITÀ** sul fumo:

NON È PIACEVOLE.

NON È DIVERTENTE.

NON TI RILASSA – TI RENDE PIÙ TESO.

PROVOCA LO STRESS CHE TU PENSI ATTENUI.

NON ALLEVIA LA NOIA MA FA IL CONTRARIO.

NON TI AIUTA A RILASSARTI MA CREA UNA CONTINUA DISTRAZIONE.

RIUSCIRAI AD AFFRONTARE MEGLIO LO STRESS DA NON-FUMATORE.

LE OCCASIONI SOCIALI SARANNO PIÙ PIACEVOLI DA NON-FUMATORE.

A COSA STAI RINUNCIANDO?

A NULLA!

I PIACERI DEL FUMARE

LINGUA FELPATA

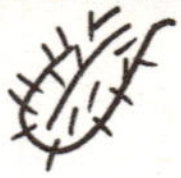

ALITO CATTIVO

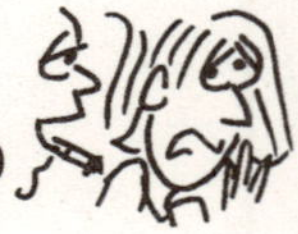

PELLE BRUTTA E ASPETTO MALSANO

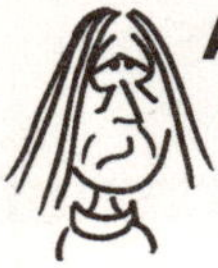

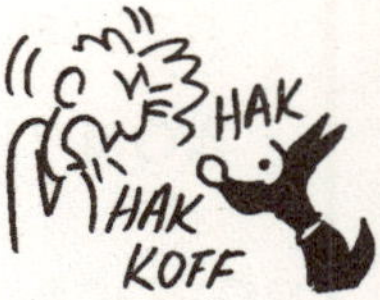

TOSSE CONTINUA

DENTI NERI

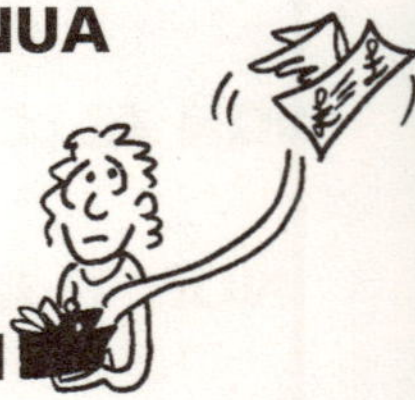

SOLDI PERSI

VERGOGNA E SENSI DI COLPA

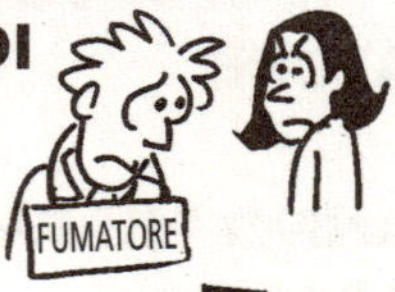

STANCHEZZA CONTINUA

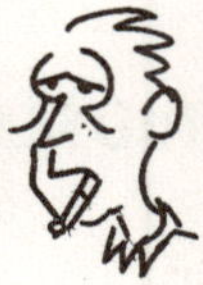

SCHIAVITÙ

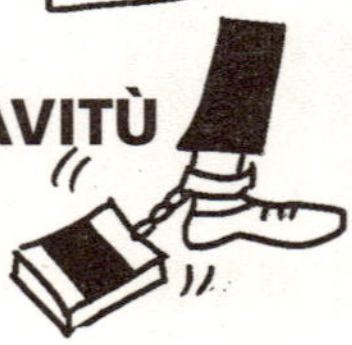

CATTIVA SALUTE

ALLORA, COSA C'È DA PERDERE?

Abbiamo esaminato la maggior parte delle **SCUSE**, ma c'è ancora una cosa che necessita un **ESAME PARTICOLARE**... la

PAURA.

IL VUOTO

I MOSTRI DEL FUMO si nutrono di **PAURA**.
Naturalmente, questa paura si manifesta meglio quando pensiamo di **SMETTERE**.

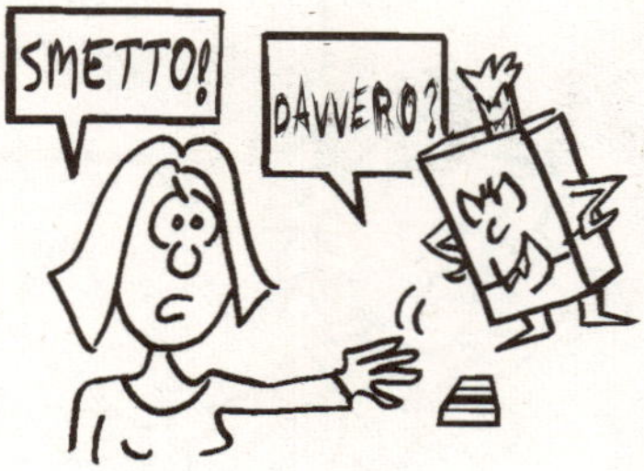

Quel che devi ricordare è che questa paura è stata **GENERATA** dalla **DIPENDENZA**!

Se hai ancora dei **DUBBI**,
probabilmente sono causati da questa **PAURA**.

Facciamola **SALTARE PER ARIA**!

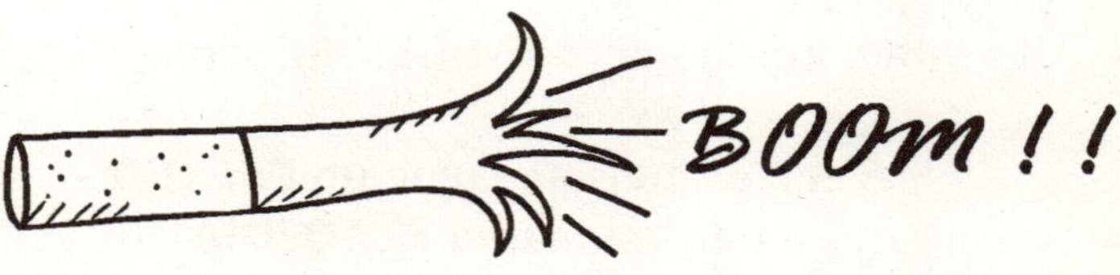

LA **PAURA DI FALLIRE**
può venir alimentata dal
fatto di concentrarsi
sull'idea che stai facendo
un **SACRIFICIO** o
che smettere
sarà molto **FATICOSO**.

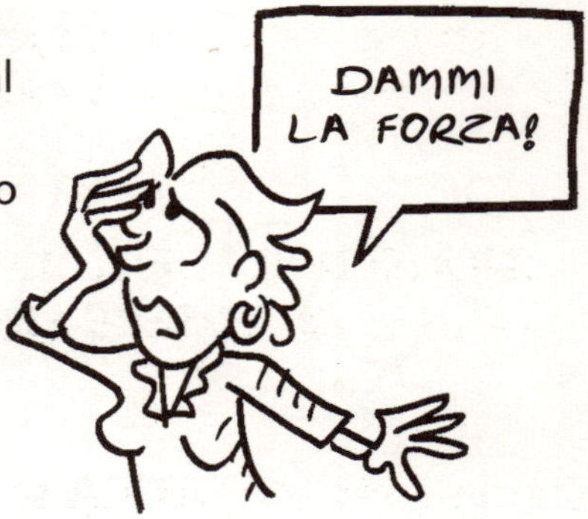

APRI LA TUA MENTE!

Non stai **RINUNCIANDO** ad **ALCUNCHÈ**.

La vita è infinitamente **MIGLIORE** senza fumare!

Vedi lo smettere come un ***PREMIO***,
e non come una **TRAGEDIA**!

E anche se tu dovessi fallire, staresti forse **PEGGIO** che se avessi continuato a fumare?
Per lo meno **PROVACI**!

NON PRECLUDERTI LA POSSIBILITÀ DI ESSERE LIBERO!

Credimi, **FARAI FATICA** solo se penserai che stai **PERDENDO** qualcosa di **PREZIOSO**!

SMETTERE NON È UNA PUNIZIONE!
FUMARE È LA PUNIZIONE!

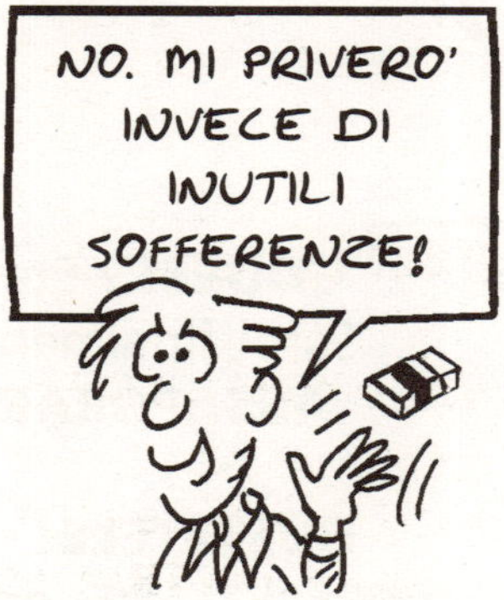

Stai per ottenere la
PIÙ GRANDE RICOMPENSA:
LA TUA LIBERTÀ.

SII FELICE!

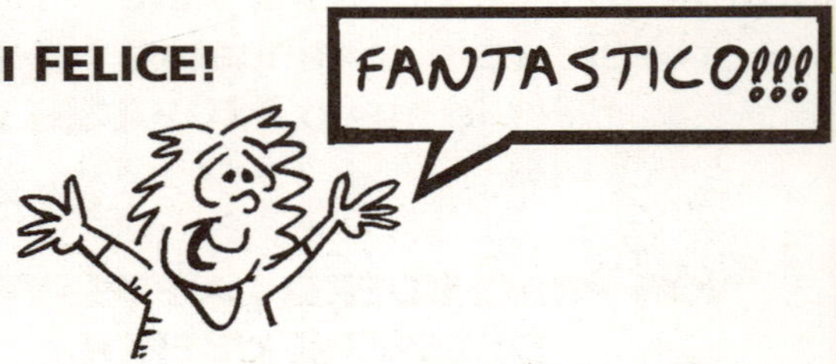
FANTASTICO!!!

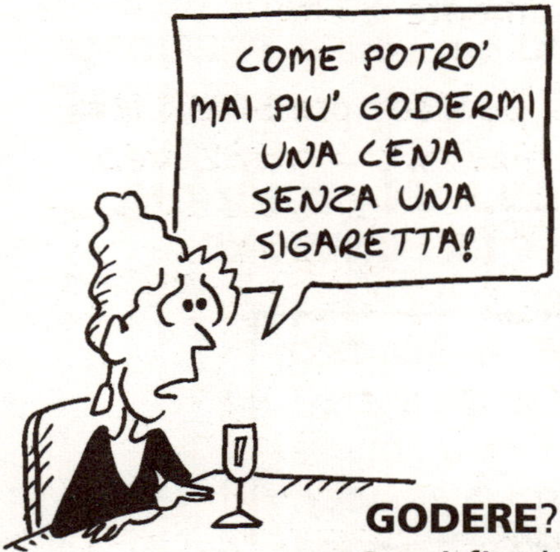
COME POTRO' MAI PIU' GODERMI UNA CENA SENZA UNA SIGARETTA!

GODERE? Stai scherzando?
Sarai finalmente in grado di
ASSAPORARLE, le **CENE**!

GUSTATELE!
Ora te lo puoi **PERMETTERE**, ordina il **MEGLIO**!

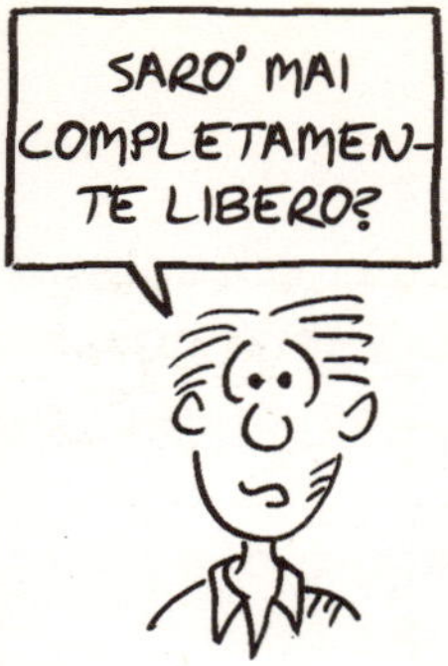
SARO' MAI COMPLETAMENTE LIBERO?

Be', ora hai tutte le **INFORMAZIONI**; puoi quindi **SCEGLIERE**. Questo significa **LIBERTÀ**.

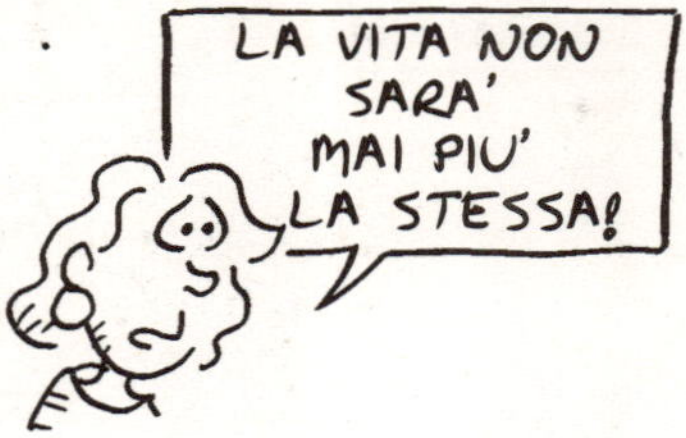
LA VITA NON SARA' MAI PIU' LA STESSA!

MENO MALE! ORA hai l'opportunità di **GODERTI** veramente la vita.

Naturalmente, puoi sempre **SCEGLIERE** di ridare le chiavi al tuo **AGUZZINO**.

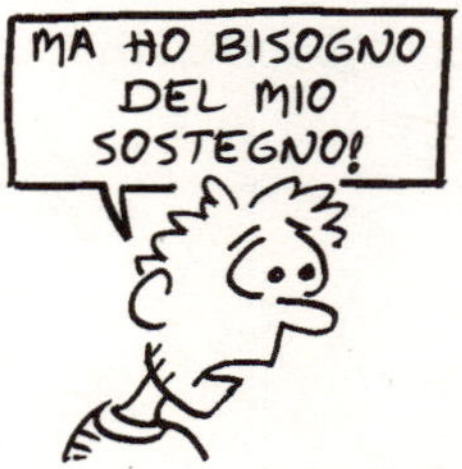
MA HO BISOGNO DEL MIO SOSTEGNO!

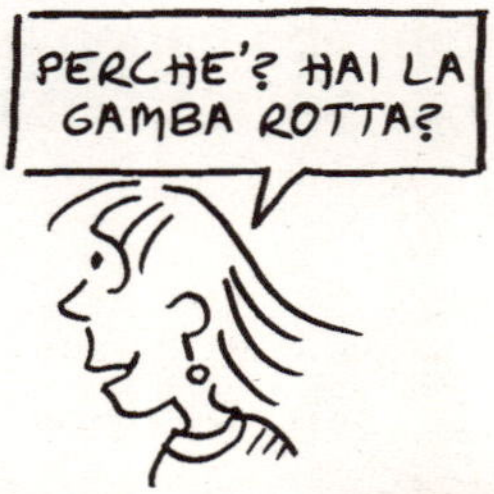
PERCHE'? HAI LA GAMBA ROTTA?

Per lo meno sei **ONESTO** riguardo la tua **DIPENDENZA**.

Ascolta, hai **BISOGNO** d'**ARIA**, **ACQUA** e **CIBO** per **SOPRAVVIVERE**.

Fumare non è un **BISOGNO**. Non è un **SOSTEGNO**.

È una **TRAPPOLA**.

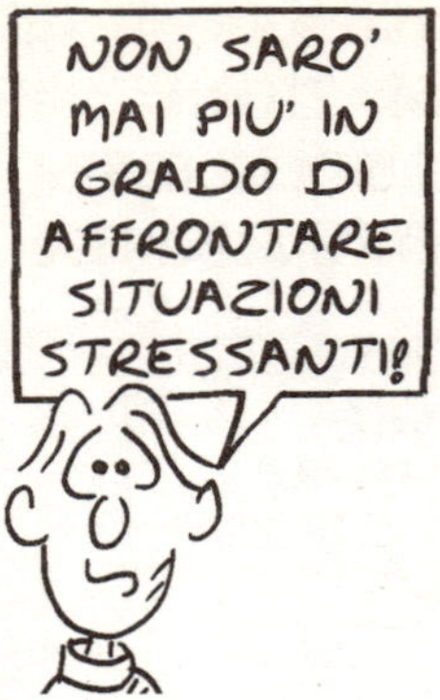
NON SARO' MAI PIU' IN GRADO DI AFFRONTARE SITUAZIONI STRESSANTI!

Gli animali selvatici affrontano **SITUAZIONI STRESSANTI** ogni volta che sono vicini a dei predatori.

Non hanno bisogno di alcuna **DROGA** per farlo.

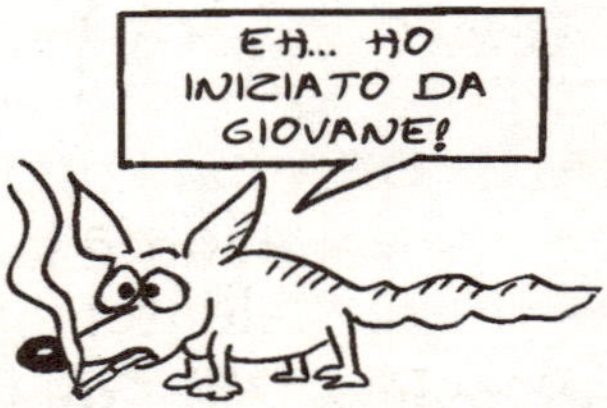
EH... HO INIZIATO DA GIOVANE!

I bambini non hanno bisogno di **DROGHE**.
La loro **ECCITAZIONE** viene dalla vita!

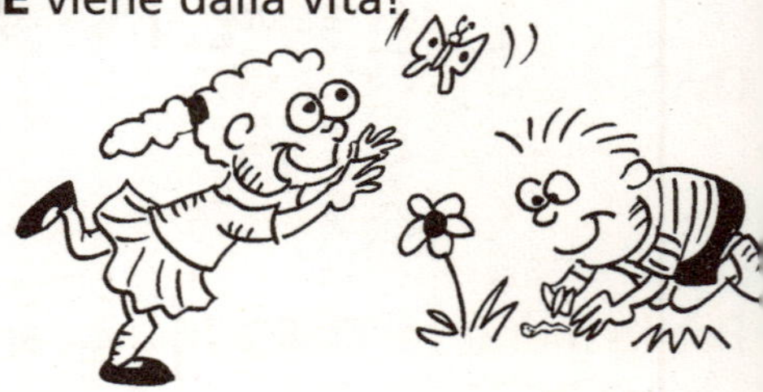

Perché, allora, pensi che ricorriamo alla **DROGA** per sentirci **BENE**?

Perché ci sentiamo **INCOMPLETI**.

Non sei rimasto intrappolato perché sei **STUPIDO**; né lo sono i giovani di oggi che fumano e che sono ben informati sui **PERICOLI** del fumo!

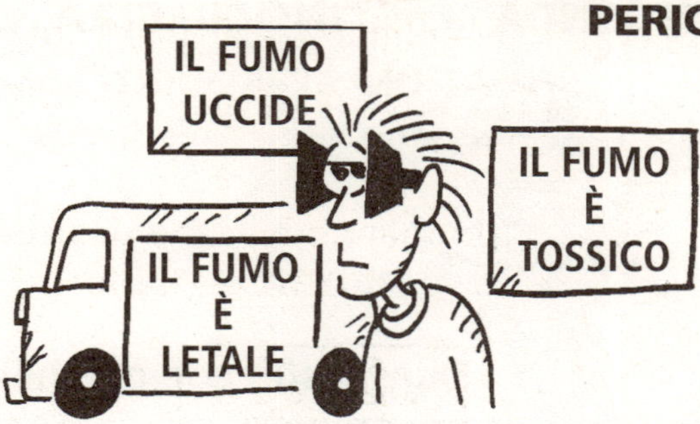
IL FUMO UCCIDE
IL FUMO È TOSSICO
IL FUMO È LETALE

I motivi per i quali si inizia a fumare sono ancora prevalentemente il

VOLER FAR PARTE DEL GRUPPO, MOSTRARE DI AVERE IL CONTROLLO

o, in qualche modo, **DAR PROVA DI SÉ AGLI ALTRI**.

Ovviamente, la **CONVINZIONE** dietro a tutto questo è:

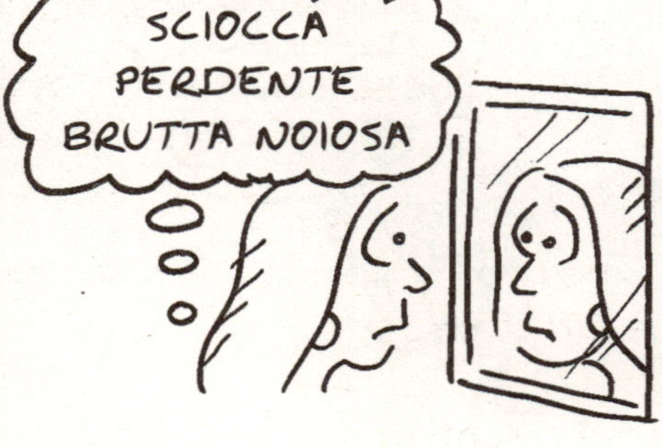
SCIOCCA
PERDENTE
BRUTTA NOIOSA

COSÌ COME SONO, **SONO INCOMPLETA**.

In altre parole, ho bisogno di un **SUPPORTO**, un **SOSTEGNO**, una **MASCHERA** o un'**ARMATURA** che mi **COMPLETI** o che **NASCONDA** la mia **INSICUREZZA**.

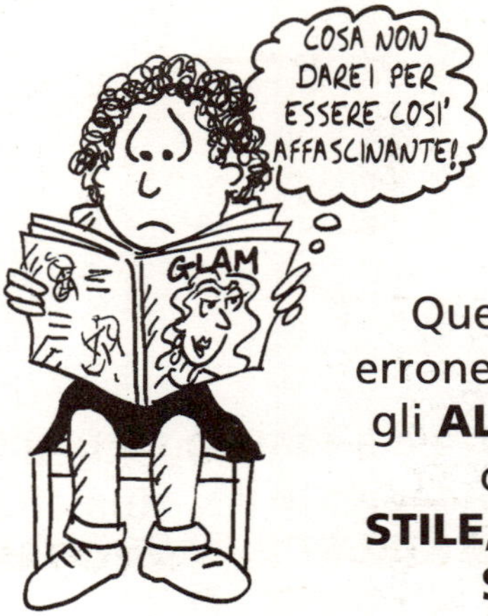
COSA NON DAREI PER ESSERE COSI' AFFASCINANTE!
GLAM

Questo succede perché, erroneamente, crediamo che gli **ALTRI** abbiano qualcosa che a noi manca: **STILE**, **POTERE**, **BELLEZZA**, **SICUREZZA**, etc.

Quindi, **IMITIAMO** quelli che invidiamo o li **SUPERIAMO** in termini di **SFIDE** o **RISCHI**, pensando che, così facendo, verremo più **APPREZZATI** o **RISPETTATI**.

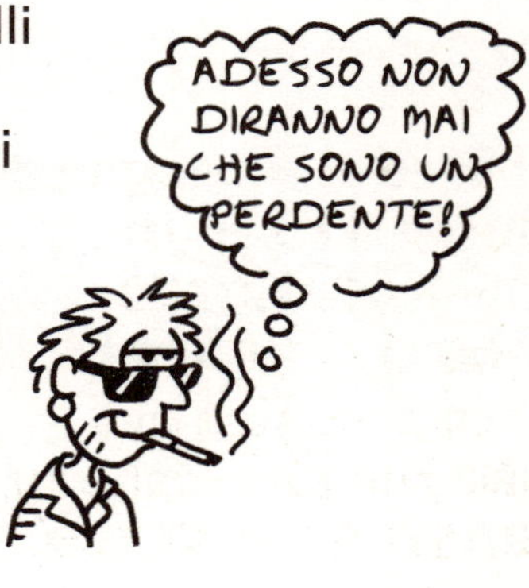
ADESSO NON DIRANNO MAI CHE SONO UN PERDENTE!

Pensa a quelle persone
sulle quali credevi di dover
FARE COLPO.

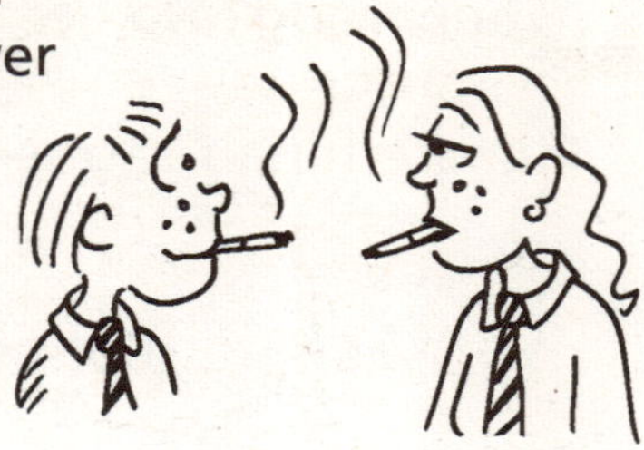

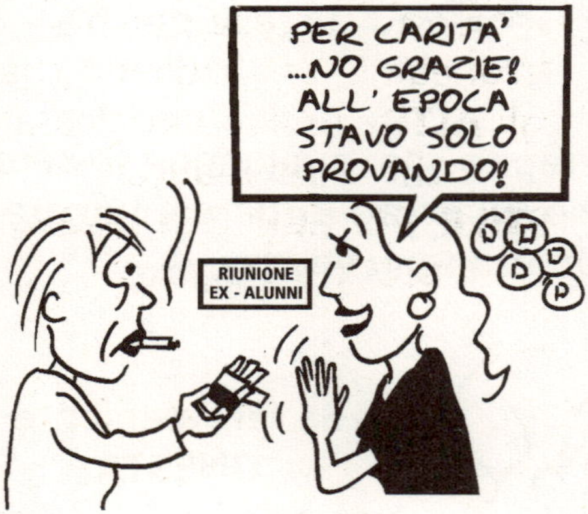
PER CARITA'
...NO GRAZIE!
ALL' EPOCA
STAVO SOLO
PROVANDO!
RIUNIONE
EX - ALUNNI

Quanti di loro
fumano
ANCORA?

Se continui ad aver bisogno di
quel **SOSTEGNO** perché ti
ritieni **INADEGUATO**,
STRESSATO o **INCAPACE**,
stai ancora vivendo nella
ILLUSIONE che tu, proprio tu,
NON BASTI A TE STESSO.

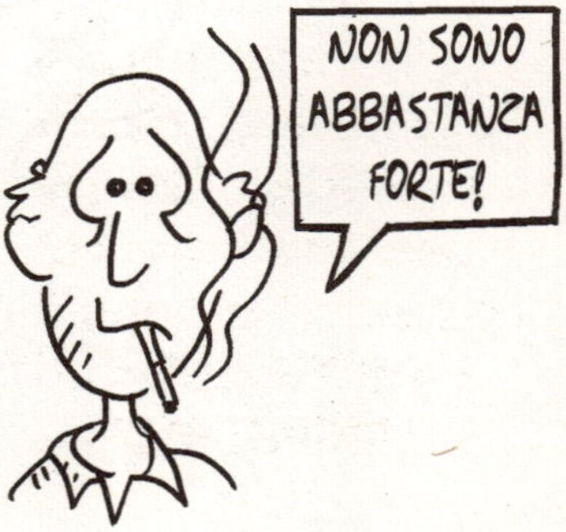
NON SONO
ABBASTANZA
FORTE!

FUMARE aumenta forse la tua **AUTOSTIMA**?

Sei orgoglioso del fatto che **FUMI**?

Fumare ti ha fatto sentire più **CAPACE**?

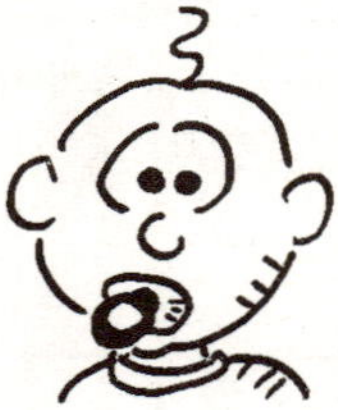

Sono certo che avrai capito che, qualunque fossero le ragioni che ti hanno spinto ad iniziare a fumare, ora non sono più valide.

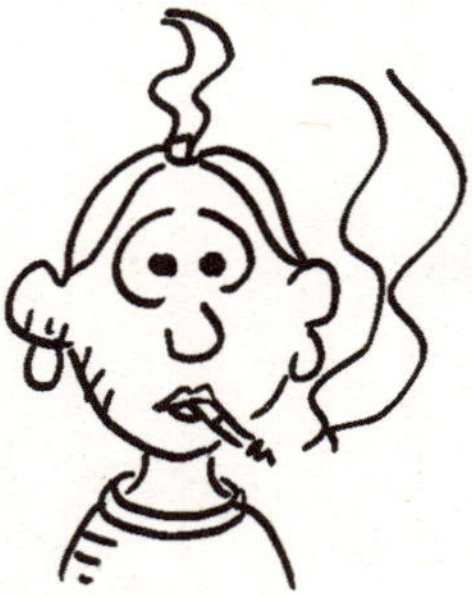

Se sei veramente **ONESTA** ammetterai che vorresti non aver mai iniziato. Né sei in grado di spiegare perché continui a fumare.

E qui sta la **TOTALE ASSURDITÀ:**
tu continui a rabboccare
la **DROGA** solo per cercare di sentirti,
PER POCO TEMPO, come un
NON FUMATORE si sente **SEMPRE**!

L'unica ragione per la quale **ACCENDI** una sigaretta
è per liberarti dai **SINTOMI D'ASTINENZA**,
sintomi dei quali i
NON FUMATORI non soffrono mai!

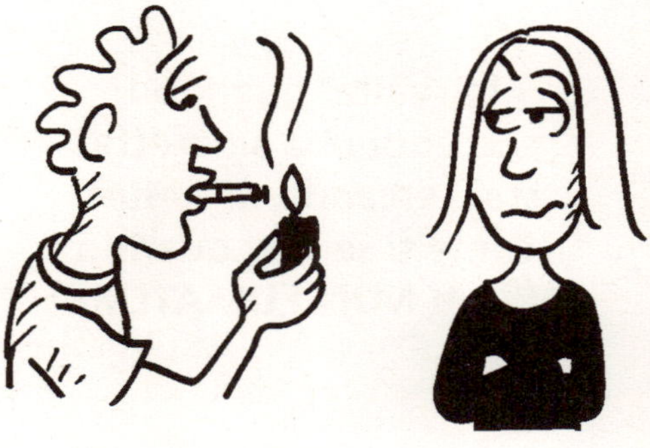

Ma la sigaretta non **ALLEVIA** la sensazione di vuoto: la **CAUSA**!

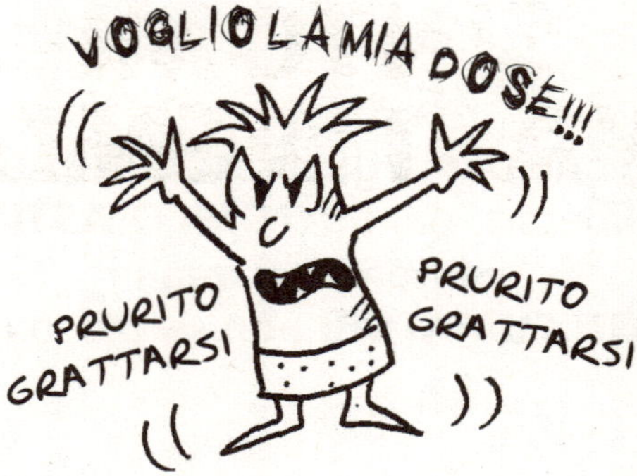

In realtà, quando ti accendi una sigaretta stai cercando di sentirti come ti sentivi quando **ERI** un **NON FUMATORE**!

QUEI TERRIBILI SINTOMI D'ASTINENZA

A questo punto, probabilmente, non
vedi l'ora di arrivare alla fine del libro.
C'è però un'**ULTIMA COSA** che
dobbiamo esaminare: quei

"**TERRIBILI SINTOMI D'ASTINENZA**".

Questo è stato l'attrezzo col quale il piccolo mostro ti
ha tenuto intrappolato: quel **PERPETUO, CONTINUO**
senso di **VUOTO** ed **INSICUREZZA** che ti faceva
allungare le mani sulle sigarette.

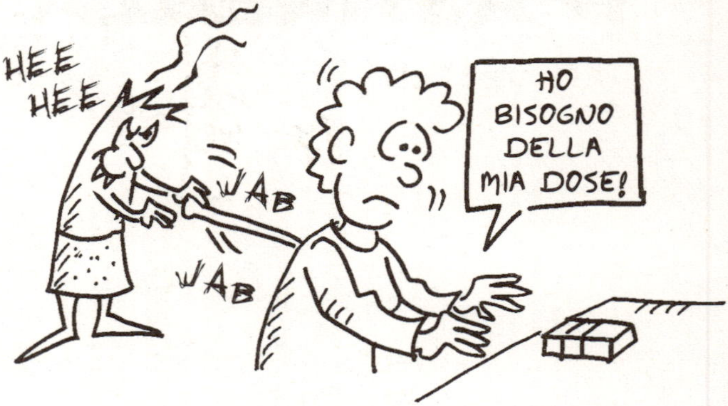

Se hai veramente **CAPITO**,
ti sarai reso conto che queste
brame sono soprattutto **MENTALI**.
Se è questo quel che **PENSI**, sei pronto a seguire
le istruzioni che ti permetteranno di diventare
un **FELICE NON FUMATORE**.

La maggior parte del lavoro è **STATA FATTA**.

Una volta acquisita la giusta **DISPOSIZIONE MENTALE**, i sintomi d'astinenza **FISICI** sono **POCA COSA**.

Anche se sono **POCA** cosa, ti sarà comunque di aiuto avere qualche **STRATEGIA** per poter affrontare, nei primi giorni, gli ultimi sussulti del **PICCOLO MOSTRO AGONIZZANTE**.

Dopo tutto, tu lo stai per

AFFAMARE!

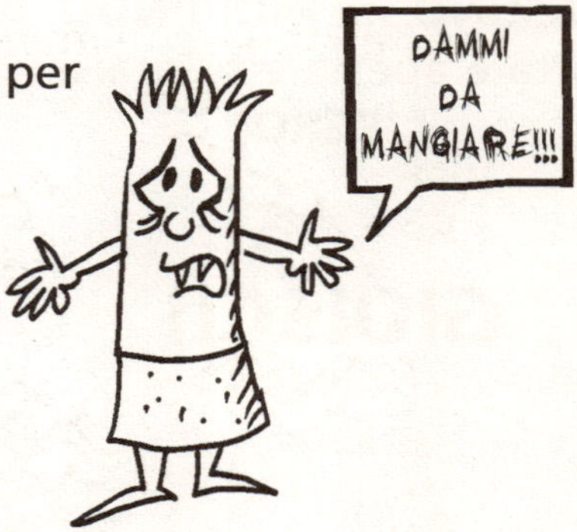

Ovviamente, lui potrebbe non essere felice di questo. **MA TU SÌ**!!!

Perché dovrebbe **RATTRISTARTI** la morte di un ***TIRANNO SADICO***?

Non dovrebbe invece essere un'occasione da

CELEBRARE?

NULLA DI TERRIBILE STA SUCCEDENDO!

Le **SENSAZIONI FISICHE** sono leggere e scompaiono in pochi giorni.

Considera ogni **PROTESTA** del mostro come un segno che, finalmente, il tuo **AGUZZINO** sta **MORENDO**, la porta è aperta e tu ora sei **LIBERO**!

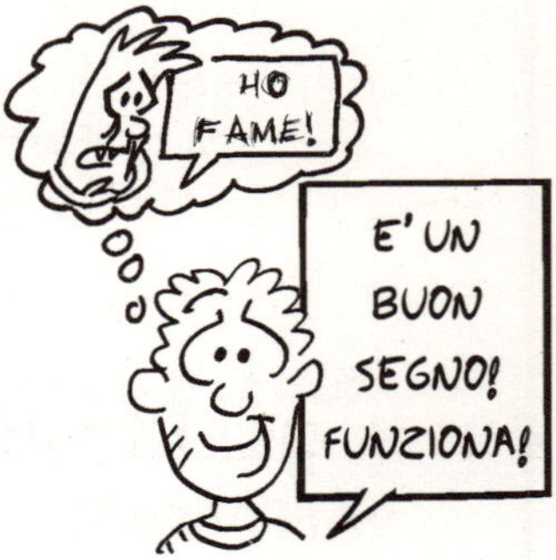
HO FAME!
E' UN BUON SEGNO! FUNZIONA!

GIOISCI!

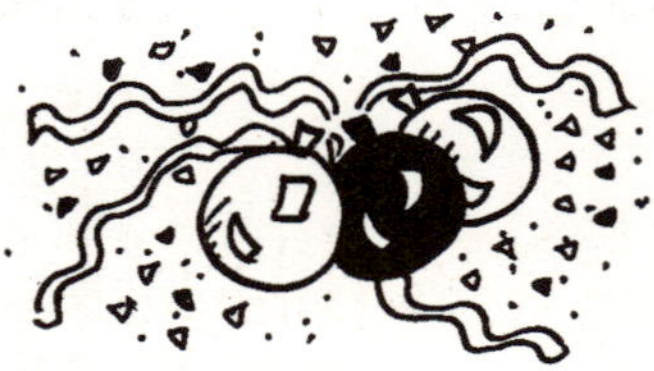

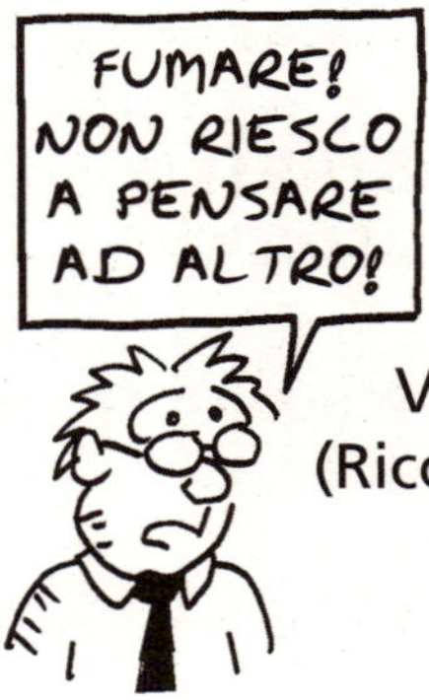
FUMARE! NON RIESCO A PENSARE AD ALTRO!

Va bene, continua a **PENSARCI**!
(Ricorda: ciò a cui si resiste **PERSISTE**)

Ma **PENSACI** nel **MODO GIUSTO**.
Invece di pensare:
"Voglio una sigaretta ma **NON POSSO AVERLA**",
pensa: "Non è fantastico!
NON HO PIÙ BISOGNO DI FUMARE!"

Se ti sei risvegliato dal **LAVAGGIO DEL CERVELLO**,
hai già **UCCISO** il **GRANDE MOSTRO**.
Ora, devi solo affrontare il suo piccolo **COMPLICE**.

COME OCCUPARSI DEL PICCOLO MOSTRO

È facile! Non c'è dolore fisico,
solo un saltuario "**SPASMO DI VUOTO**".

Quando arriva, non pensarlo come
"Voglio una sigaretta".
Riconoscilo invece come il **PICCOLO MOSTRO**
che vuole la sua dose e rallegrati del fatto che
lo stai facendo **MORIRE DI FAME**.

Tra qualche giorno, non dovrai sentirlo mai più!

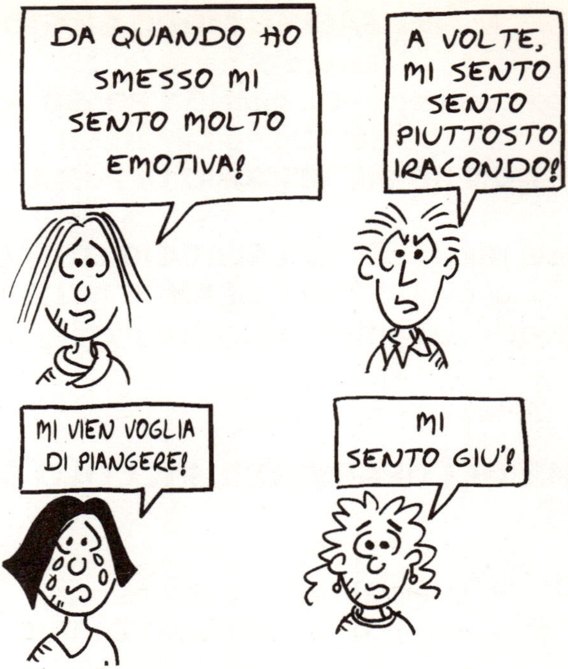
DA QUANDO HO SMESSO MI SENTO MOLTO EMOTIVA!
A VOLTE, MI SENTO SENTO PIUTTOSTO IRACONDO!
MI VIEN VOGLIA DI PIANGERE!
MI SENTO GIU'!

Queste emozioni erano lì

COMUNQUE.

Se questo accade, non preoccuparti. Qualunque grande cambiamento può turbare.

Chiediti:
Qual è la vera ragione della mia **IRA**?
Qual è il motivo del mio **NERVOSISMO**?
Quale **LACUNA** c'è nella mia vita che cercavo di riempire con il fumo?

OCCUPATI quindi di questi bisogni.
Sono **EMERSI** perché tu li possa **RISOLVERE**.

Chiediti qual è stato il motivo che ti ha portato a **FUMARE**?

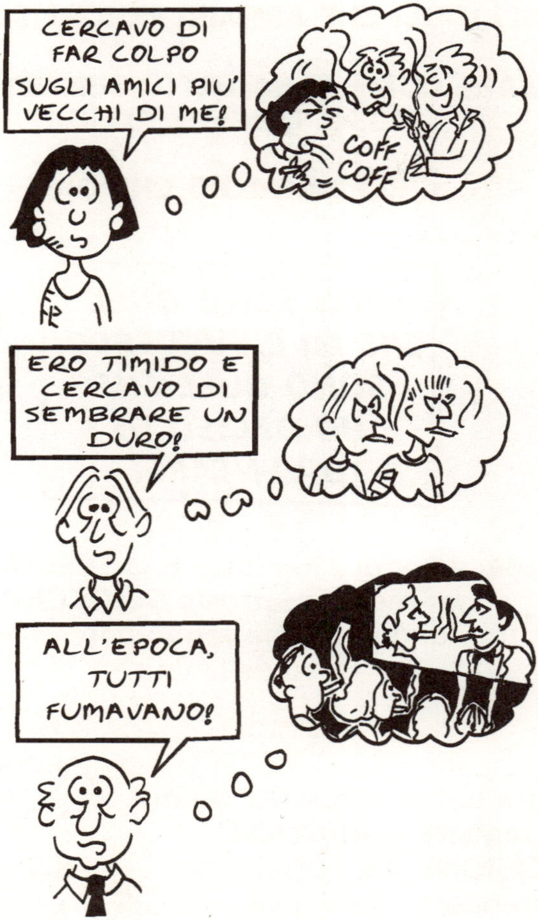
CERCAVO DI FAR COLPO SUGLI AMICI PIU' VECCHI DI ME!
COFF COFF
ERO TIMIDO E CERCAVO DI SEMBRARE UN DURO!
ALL'EPOCA, TUTTI FUMAVANO!

E **FUMARE** ti ha **VERAMENTE** aiutato a farti sentire **PIÙ ADULTO, PIÙ RILASSATO, PIÙ SERENO, PIÙ SICURO DI TE STESSO** o **PIÙ CORAGGIOSO?**

TI HA RESO MENO STRESSATO? **HAI ANCORA DEGLI IDOLI CHE AMMIRI PERCHÉ FUMANO**?

FUMARE COME TI HA FATTO SENTIRE CON TE STESSO: **MEGLIO, PEGGIO**?

C'È UN ADAGIO CHE DICE:

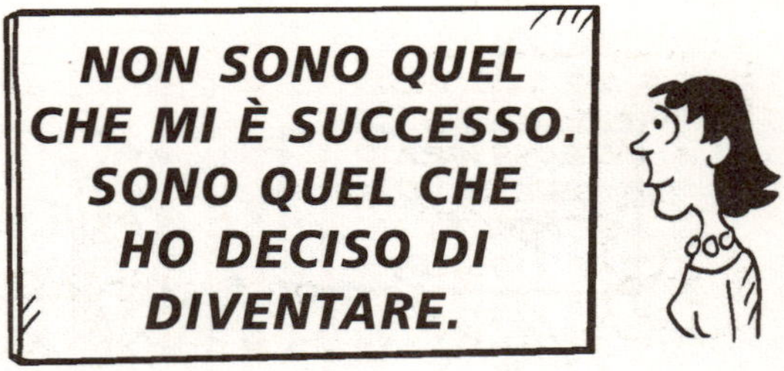

Va bene. All'epoca hai fatto una **SCELTA SCIOCCA** per motivi piuttosto **SCIOCCHI**... (molte persone ne fanno parecchie nel corso della vita...)

...ma ora tu hai l'opportunità di prendere la **MIGLIOR DECISIONE** che potrai mai prendere, della quale sarai **ORGOGLIOSO** per il resto della tua vita...

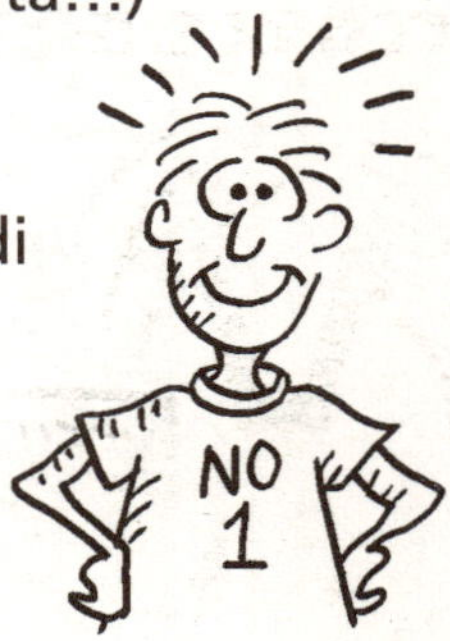

NON C'È COSA ALCUNA CHE TU DEBBA FARE.

SEMPLICEMENTE NON ACCEDERTI LA PROSSIMA SIGARETTA

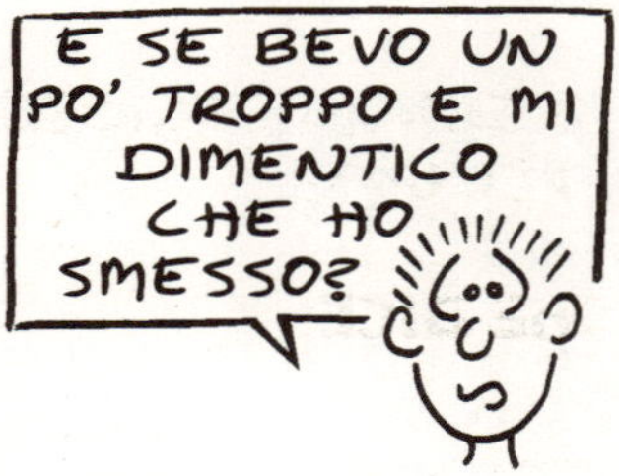
E SE BEVO UN PO' TROPPO E MI DIMENTICO CHE HO SMESSO?

Non preoccuparti.
Te lo ricorderai prima di accenderla e quando accadrà **NON RATTRISTARTI** ma **GIOISCI** del fatto che sei finalmente **LIBERO**.

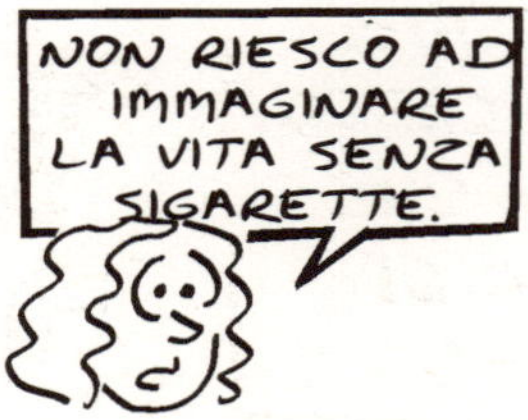
NON RIESCO AD IMMAGINARE LA VITA SENZA SIGARETTE.

Non devi **IMMAGINARLA**.

ECCOTI COME SARÀ:

Avrai
UN SACCO DI ENERGIA

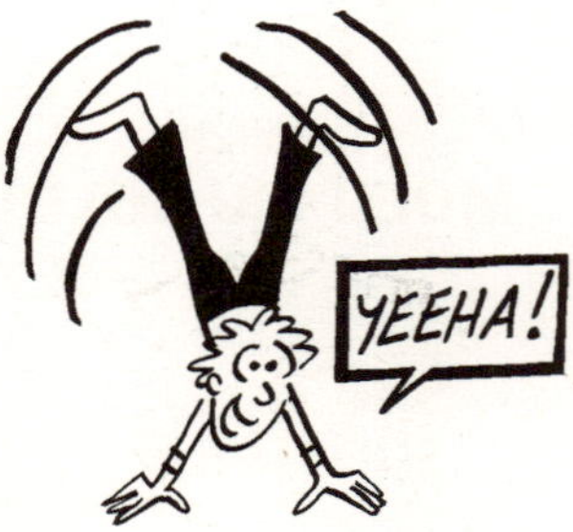
YEEHA!

DORMIRAI MEGLIO

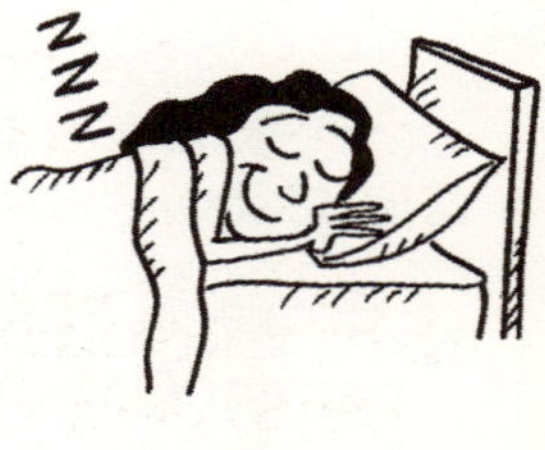

Non **SCALPITERAI** più al cinema o ad una cena, **NELL'ATTESA** di fumare.

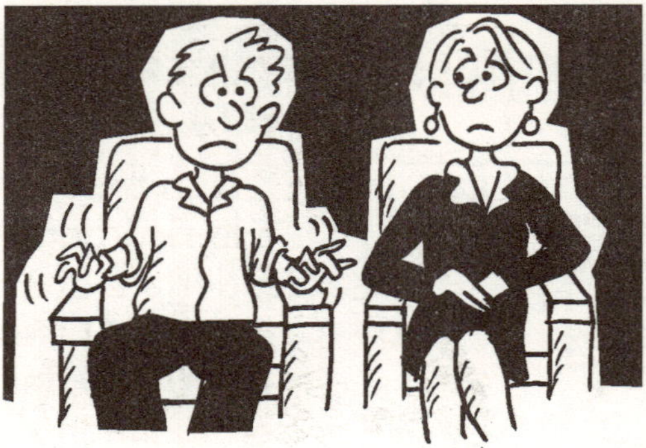

PROFUMERAI DI FRESCO

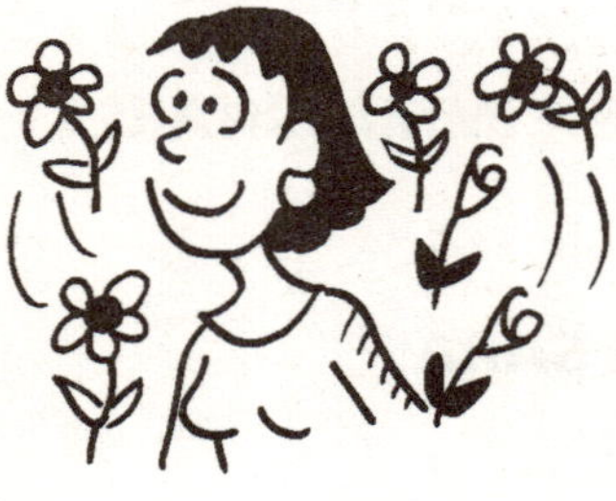

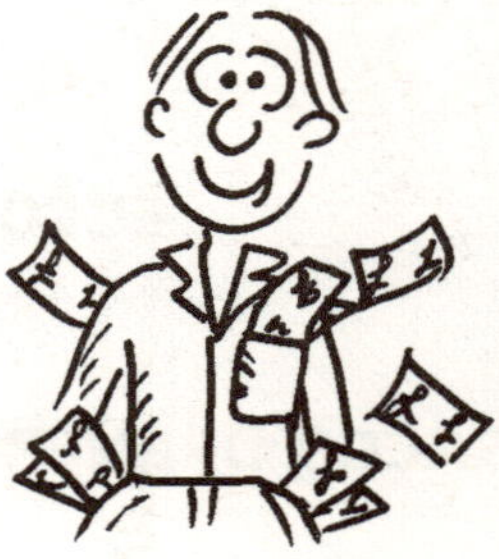

Avrai **MOLTI PIÙ SOLDI**.

E proverai **PENA** per chi **FUMA**.

Riesci ad immaginare gli storici del futuro che cercheranno il **SIGNIFICATO** di questa cosa chiamata **FUMARE**?

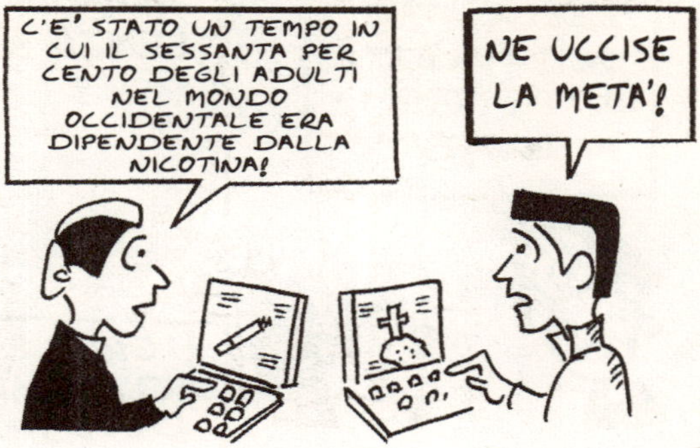
C'E' STATO UN TEMPO IN CUI IL SESSANTA PER CENTO DEGLI ADULTI NEL MONDO OCCIDENTALE ERA DIPENDENTE DALLA NICOTINA!
NE UCCISE LA META'!

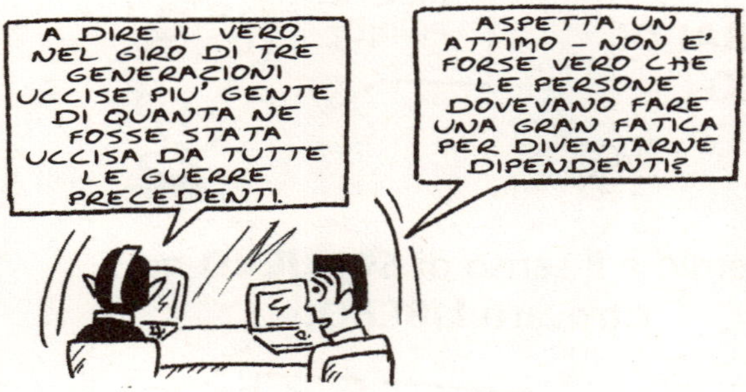
A DIRE IL VERO, NEL GIRO DI TRE GENERAZIONI UCCISE PIU' GENTE DI QUANTA NE FOSSE STATA UCCISA DA TUTTE LE GUERRE PRECEDENTI.
ASPETTA UN ATTIMO - NON E' FORSE VERO CHE LE PERSONE DOVEVANO FARE UNA GRAN FATICA PER DIVENTARNE DIPENDENTI?

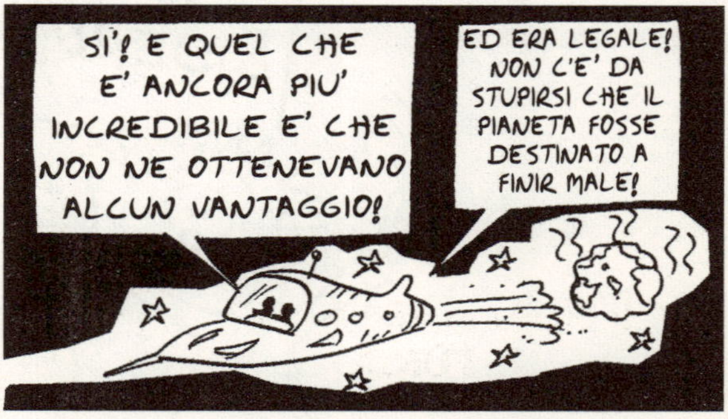
SI'! E QUEL CHE E' ANCORA PIU' INCREDIBILE E' CHE NON NE OTTENEVANO ALCUN VANTAGGIO!
ED ERA LEGALE! NON C'E' DA STUPIRSI CHE IL PIANETA FOSSE DESTINATO A FINIR MALE!

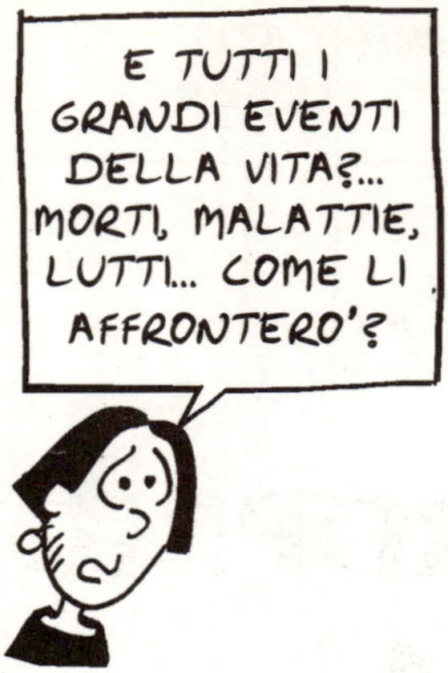
E TUTTI I GRANDI EVENTI DELLA VITA?... MORTI, MALATTIE, LUTTI... COME LI AFFRONTERO'?

PRIMA O POI, ti ritroverai a vivere un'esperienza difficile **SENZA** aver **BISOGNO** di fumare!

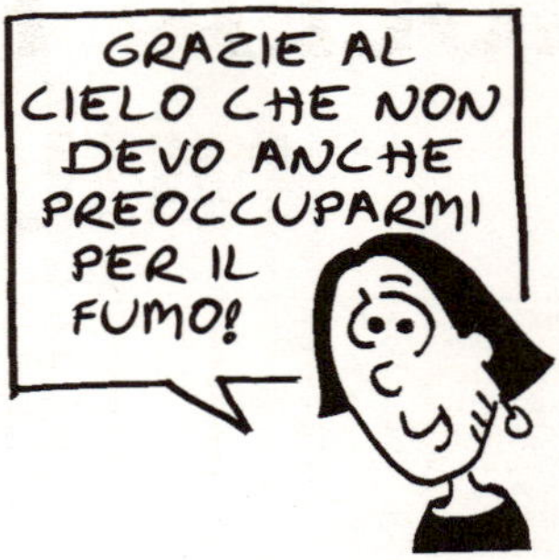
GRAZIE AL CIELO CHE NON DEVO ANCHE PREOCCUPARMI PER IL FUMO!

Il premio è il senso di **SOLLIEVO** nel ritrovarti **LIBERO**!

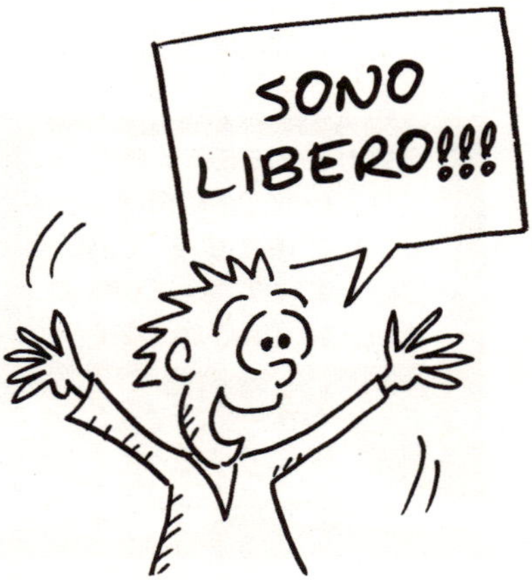
SONO LIBERO!!!

Che cosa ti dà il fumare?

NULLA, PROPRIO NULLA!

Che cosa ti toglie il fumare?

TUTTO, PROPRIO TUTTO!

Qualcosa di veramente splendido sta per accadere:

STAI PER FARTI RESTITUIRE

LA TUA LIBERTÀ

E

LA TUA VITA!

ISTRUZIONI FINALI

FERMATI!

PRIMA DI PROSEGUIRE FAI UNA VERIFICA:

Se hai **CAPITO** ma ti senti un po' ansioso va bene. La prova che il dolce è buono sta nel mangiarlo, come dice il proverbio.

MA SE PENSI ANCORA CHE:

- Fumare ti dia un qualche **SOLLIEVO**
- Terrai qualche sigaretta perché "non si sa mai"
- Tu stia facendo un qualche **"SACRIFICIO"**
- Solo **UNA** ogni tanto non farà male.
- Puoi **CONTROLLARE** il tuo fumare
- Ci sia un qualche "**VANTAGGIO**" nel fumare
- Sarai meno **FELICE, RILASSATO** o **LIBERO** senza il fumo.

NON SEI PRONTO.

TORNA INDIETRO E RILEGGI IL LIBRO.

PRENDI DEGLI APPUNTI.

***APRI LA TUA MENTE*!**

Tra poco accenderai
L'ULTIMA SIGARETTA
che **MAI** fumerai in vita tua.

Questo evento verrà accompagnato da un piccolo **RITUALE**.

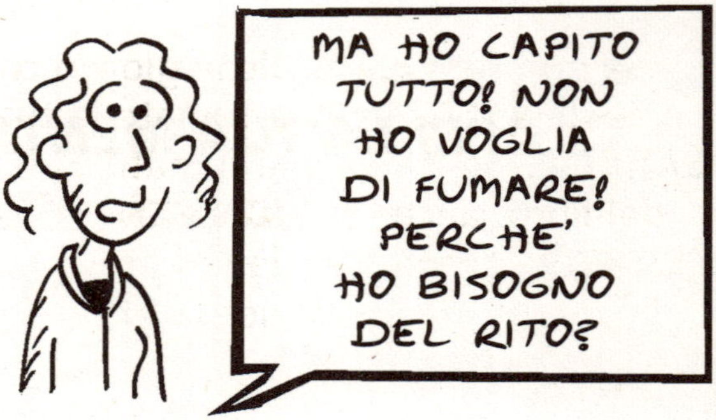
MA HO CAPITO TUTTO! NON HO VOGLIA DI FUMARE! PERCHE' HO BISOGNO DEL RITO?

Perché rappresenta la tua **LIBERTÀ** ma, ancora più importante, per verificare che ti senti **SICURA** nel dire:

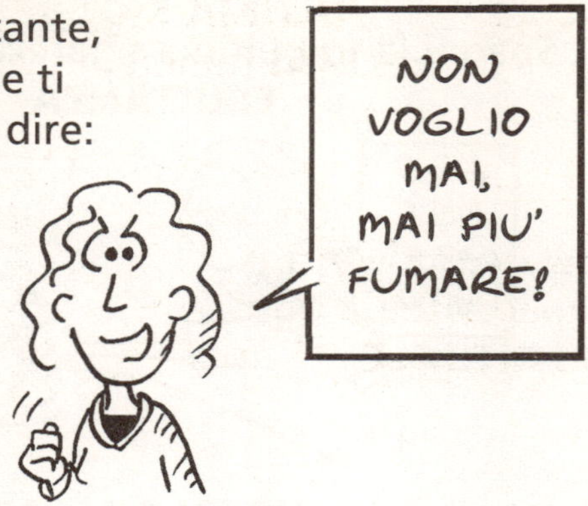

Se non fumi da qualche giorno conferma a te stesso che hai già fumato la tua **ULTIMA SIGARETTA**. Se invece hai fumato durante la lettura del libro, anche se **NON SENTI PIÙ ALCUN DESIDERIO** di fumare, danne prova a te stesso con questo piccolo rito.

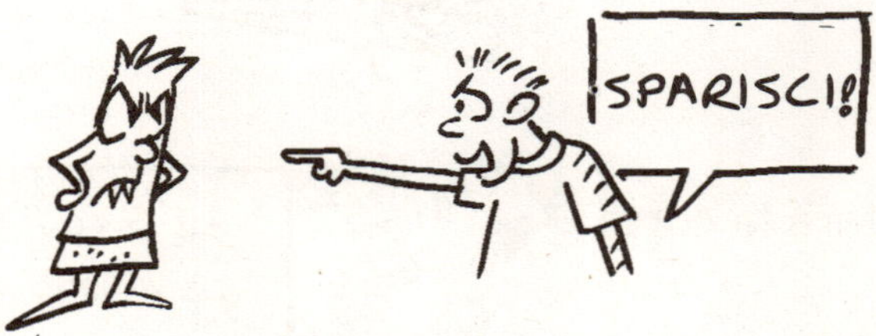

È IL GRANDE ADDIO.

ECCOTI LE ISTRUZIONI FINALI PER L'ULTIMA SIGARETTA E PER DOPO.

1. Spegni la tua ultima sigaretta con un senso di **ESULTANZA**

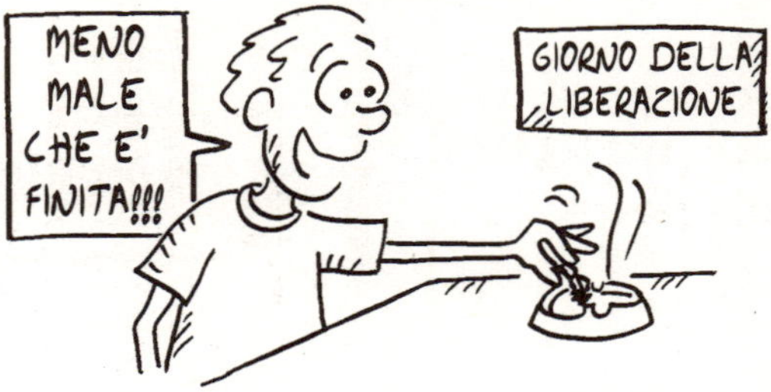
MENO
MALE
CHE E'
FINITA!!!
GIORNO DELLA
LIBERAZIONE

2. Sappi che il **PICCOLO MOSTRO** cercherà di **SABOTARTI**

Si lamenterà...

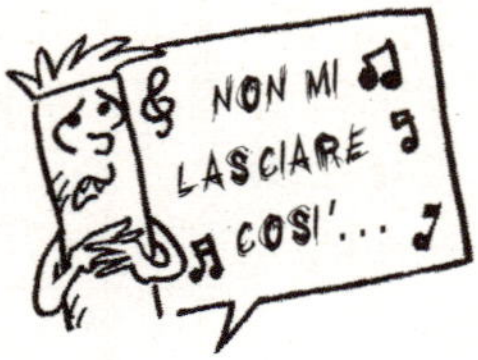
NON MI
LASCIARE
COSI'...

Ti farà la corte

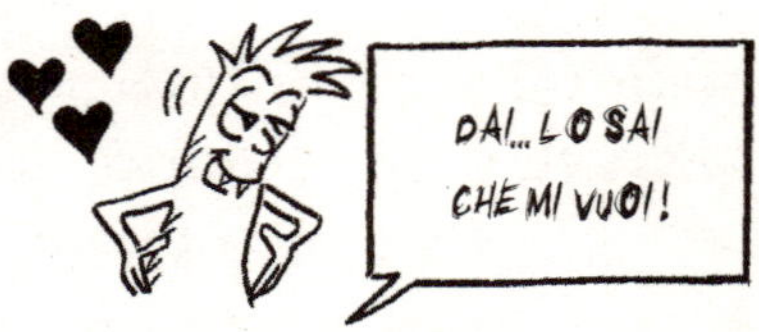
DAI... LO SAI
CHE MI VUOI!

Fingerà di essere il tuo **MIGLIOR AMICO**

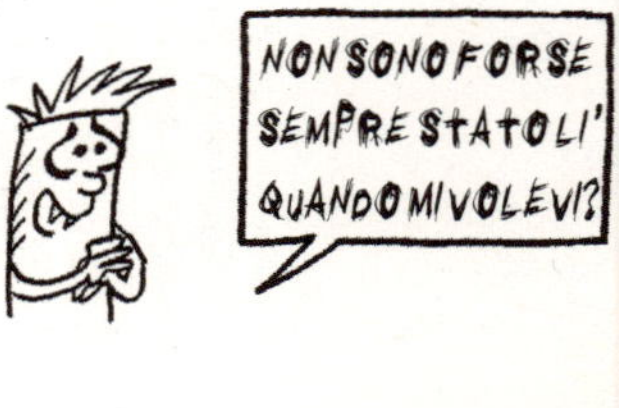
NON SONO FORSE
SEMPRE STATO LI'
QUANDO MI VOLEVI?

È un po' quel che succede in certi **FILM GIALLI...**

L'eroina è in casa, al sicuro, mentre c'è un **MOSTRO** fuori, che bussa alla porta.

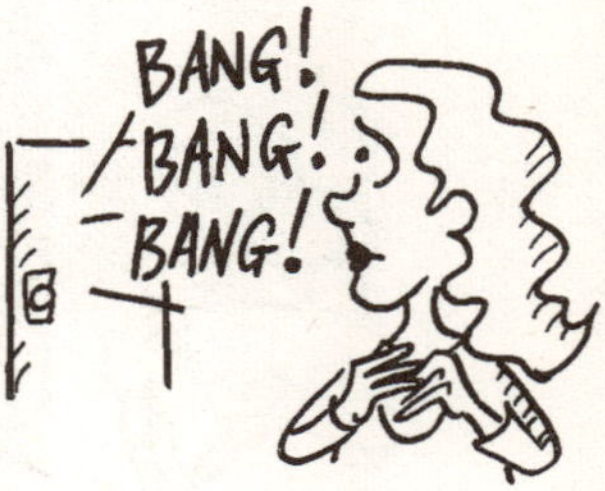

Tu ed io sappiamo che è un **MOSTRO** (e, in qualche modo, lo sa anche lei!), ma, con **PAROLINE DOLCI**, riesce a convincerla che è **INNOCUO**.

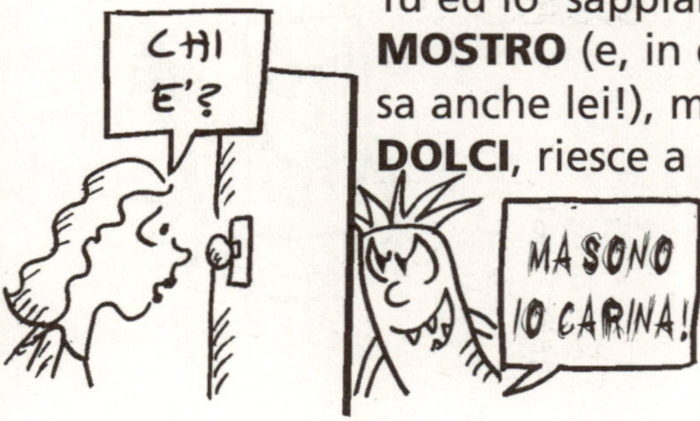

Tu sei lì seduto e la guardi mentre inizia a **TENTENNARE** e, poco dopo, la stupidina si dirige verso la porta...

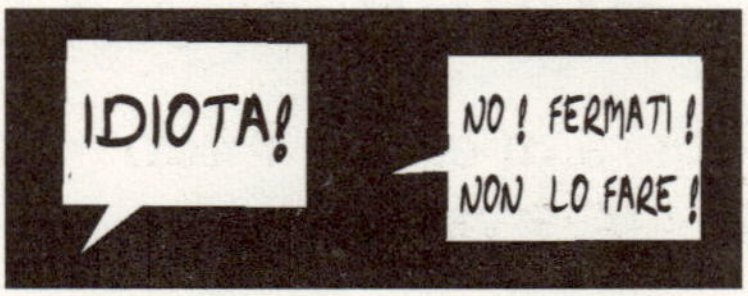

Non riesci ad immaginare come possa
anche solo **PRENDERE IN CONSIDERAZIONE**
l'aprire la porta. Non lo sa
che può **UCCIDERLA**?

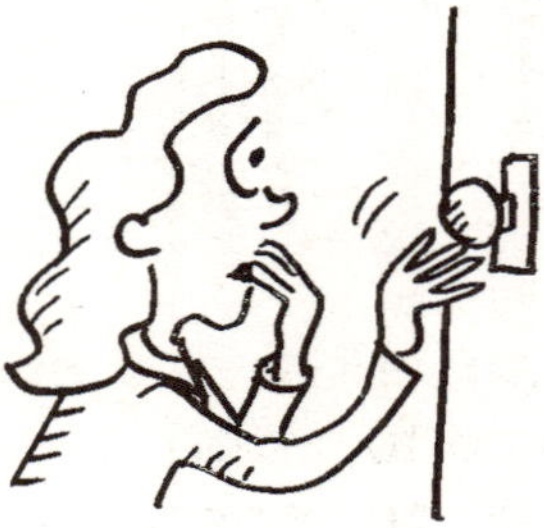

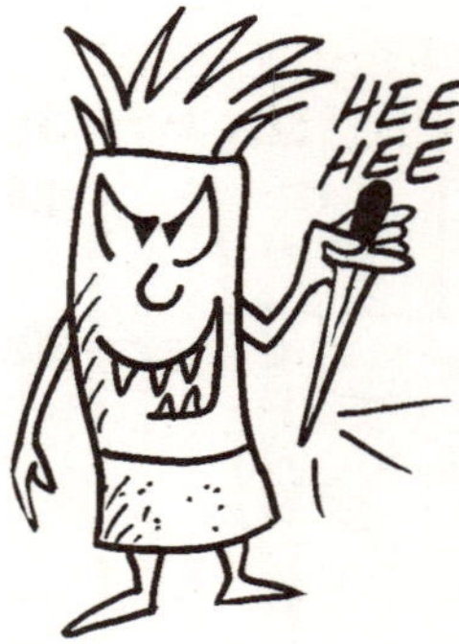

Be', **TU** sei più accorto vero?

NON DEVI MAI e POI MAI APRIRE QUELLA PORTA!

3. **NON EVITARE I FUMATORI O SITUAZIONI DOVE SI FUMA.**

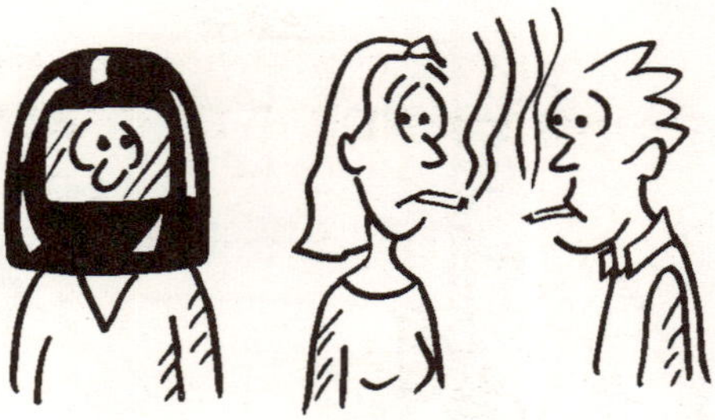

Esci e vai a divertirti da subito, anche se ti dovessi trovare circondato da fumatori.
Renditi conto che non sei tu la persona
CHE HA PERSO QUALCOSA MA LORO.

4. **NON INVIDIARE I FUMATORI**

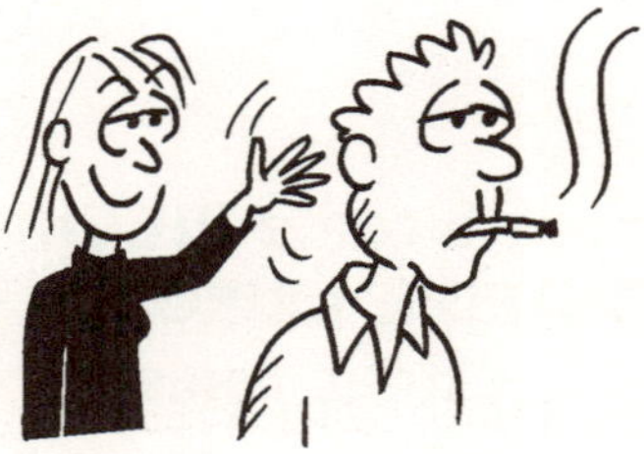

Per quale motivo dovresti invidiare chi si trova in una **TRAPPOLA**?

Sai qual è la verità? In fondo in fondo, sono loro che invidiano **TE** perché ognuno di loro vorrebbe essere come te – **LIBERO**
DAL TERRIBILE E DISGUSTOSO INCUBO!

5. RICORDATI CHE NON C'È "SOLO UNA SIGARETTA

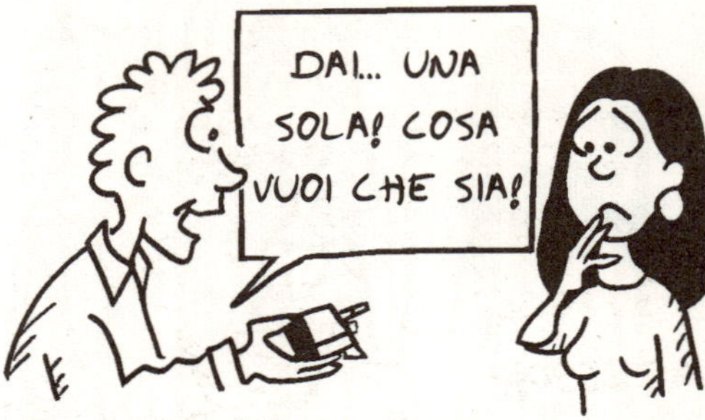
DAI... UNA
SOLA! COSA
VUOI CHE SIA!

"Solo una" è il primo anello di una **TERRIBILE CATENA**.
Se te ne accendi "solo una" creerai il desiderio di un'altra.

E QUEL DESIDERIO NON VERRÀ MAI SODDISFATTO

Fumare è come **PICCHIARE LA TESTA CONTRO IL MURO** solo per ricordare a te stesso come si sta bene quando si **SMETTE DI FARLO**, o indossare **UN PAIO DI SCARPE STRETTE** per provare il sollievo **DI TOGLIERSELE**!

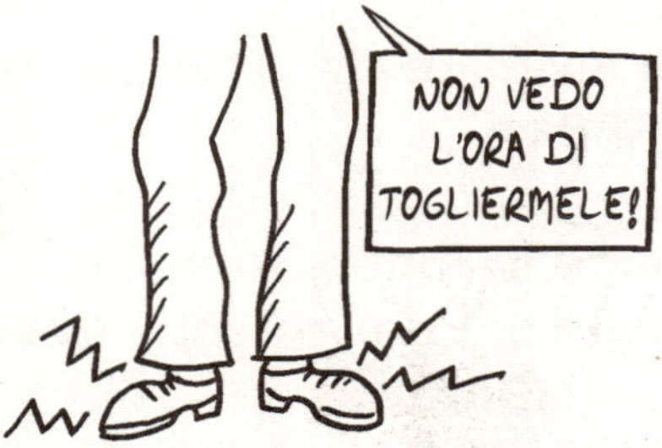
NON VEDO
L'ORA DI
TOGLIERMELE!

6. **NON POSTICIPARE LA TUA DECISIONE DI TORNARE AD ESSERE UN NON FUMATORE**

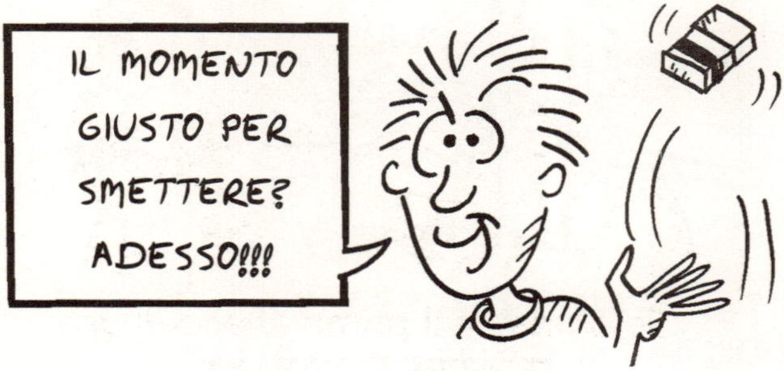

Diventi un non fumatore non appena tagli i **RIFORNIMENTI AL MOSTRICIATTOLO**.

SEI UN NON FUMATORE NEL MOMENTO IN CUI SPEGNI LA TUA ULTIMA SIGARETTA!

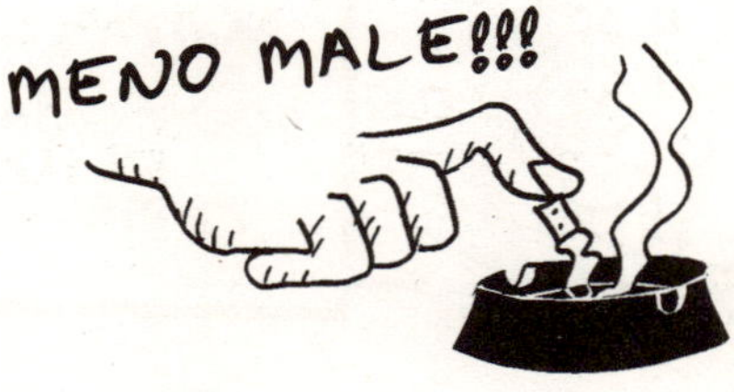

7. **NON PREOCCUPARTI SE PER UN PO' CONTINUERAI A PENSARE AL FUMO.**

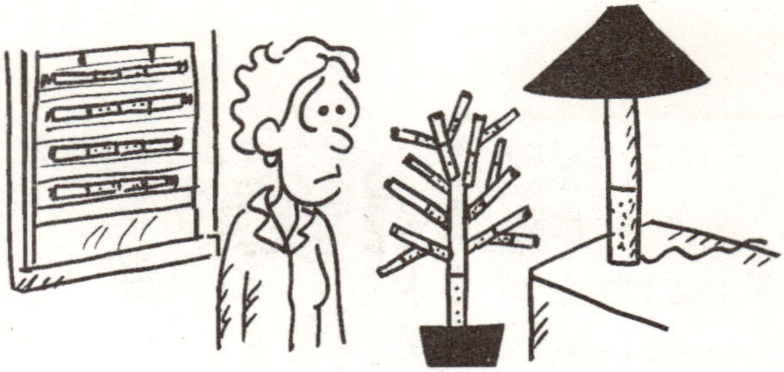

Perché **NON DOVREBBE** accadere? Quando **FUMAVI** hai passato un sacco di tempo **PENSANDO AL FUMO**. Da **NON FUMATORE** ci penserai ancora; del resto ha avuto una **PARTE CONSIDEREVOLE** nella tua vita sino ad ora.

Il punto è che da ora ci penserai in modo **DIVERSO**.

PENSACI, MA NON DUBITARE
MAI E POI MAI
DELLA DECISIONE CHE HAI PRESO.

Tieni sempre presente nella tua mente **QUESTO** pensiero

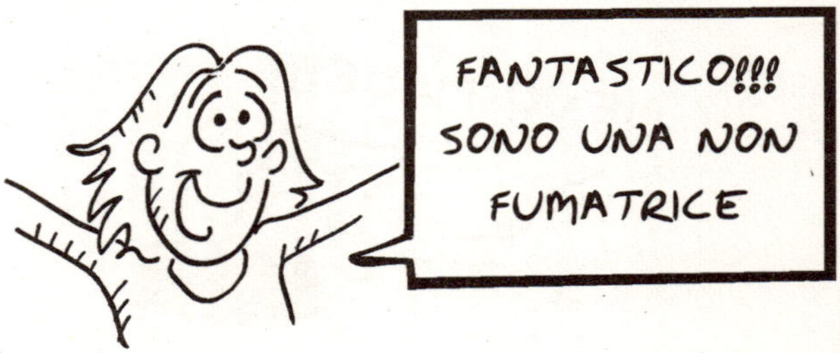

IL RITO

Finalmente è arrivato il momento della

CERIMONIA DELL'ULTIMA SIGARETTA.

ACCENDITI l'ultima sigaretta.

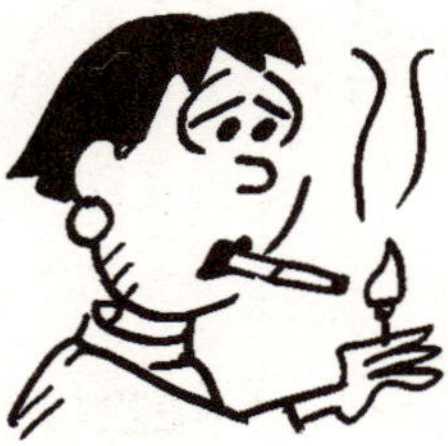

Sentila mentre **BRUCIA** i tuoi **DELICATI POLMONI**.

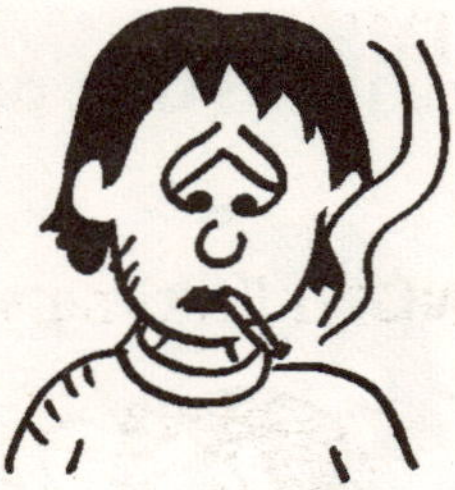

Renditi conto di quanto **PREZIOSI** e **VITALI** essi siano.

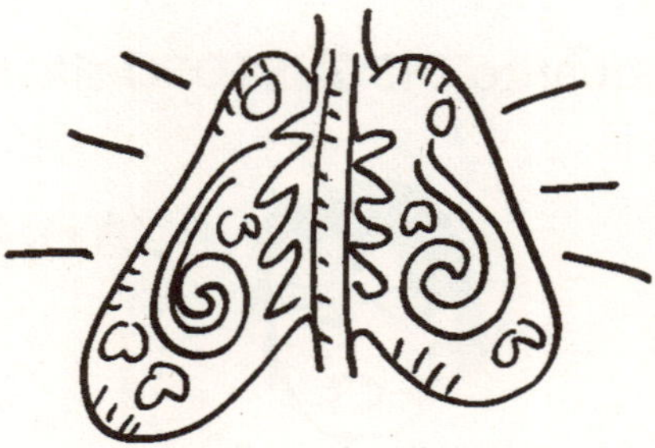

ASPIRA IL FUMO.

Senti in bocca il **SAPORE** della sigaretta.

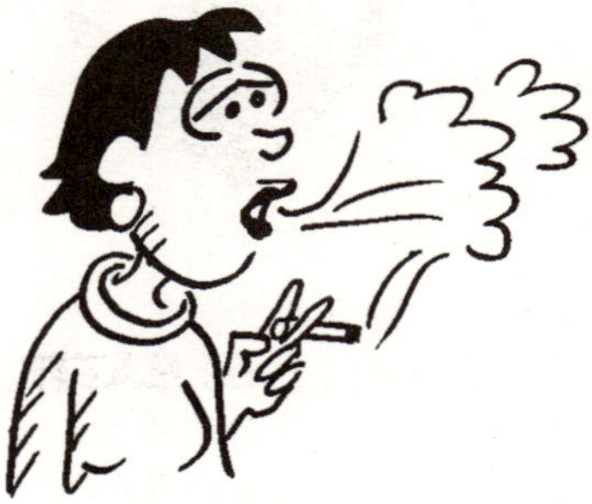

Accorgiti di quanto **DISGUSTOSO** sia il suo sapore.

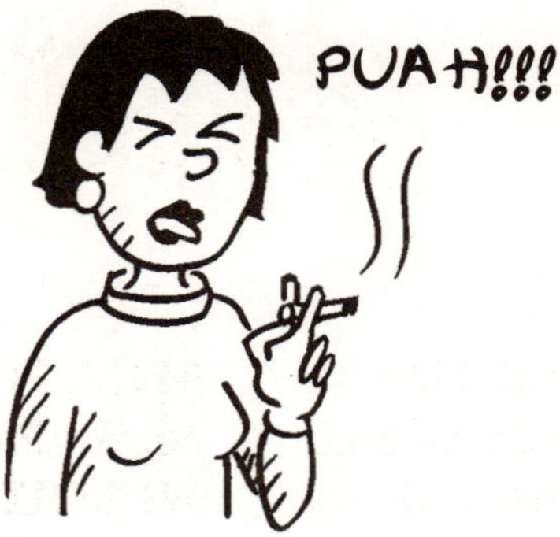

Ora sposta la tua attenzione sul tuo
CUORE, BELLISSIMO E FEDELE.

Senti come **BATTE**.

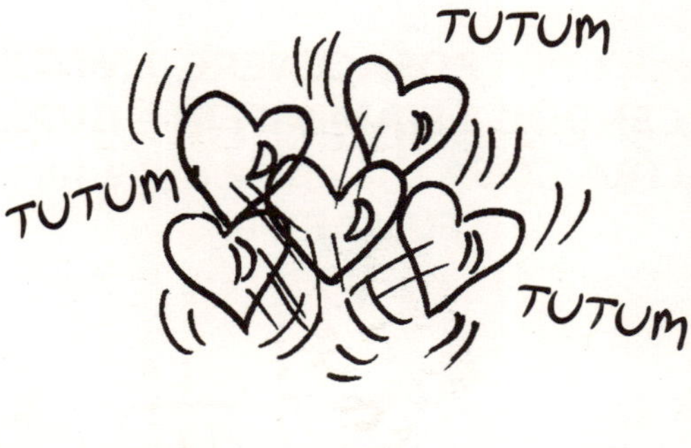

Pensa a **QUANTA, QUANTA FATICA** ha fatto il tuo povero cuore per **SOPPORTARE** gli effetti della droga **OGNI VOLTA** che entrava in circolo nel tuo **SISTEMA**.

Ora, **SPEGNI** la sigaretta
con un **SENSO DI ESULTANZA**.

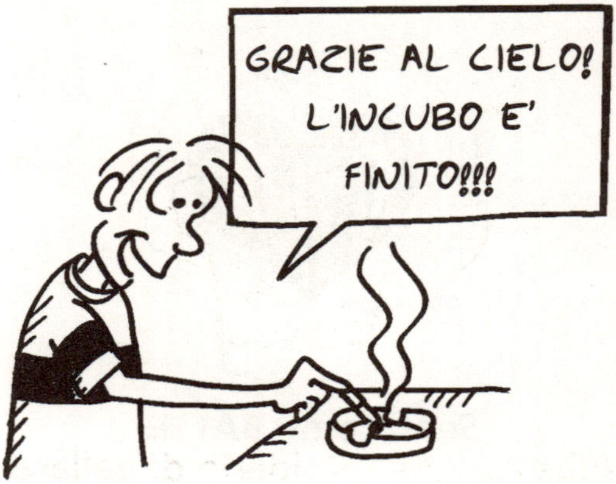

Raccogli tutti i **POSACENERE**, i **MOZZICONI**, gli **ACCENDINI**, i **FIAMMIFERI** e **QUALUNQUE ALTRA COSA** che abbia a che fare col **FUMARE** e...

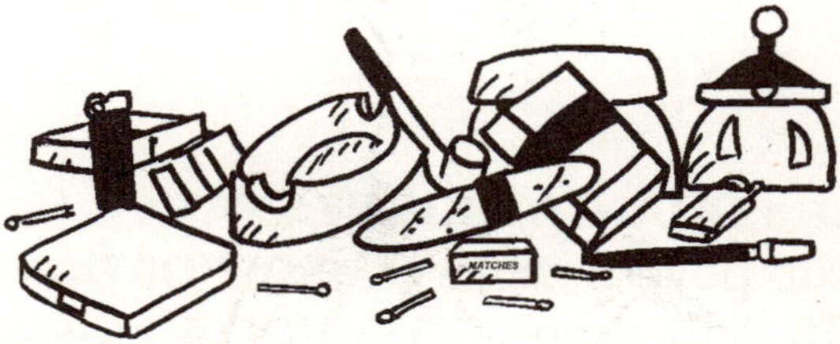

BUTTA TUTTO QUANTO NELLA PATTUMIERA!!!

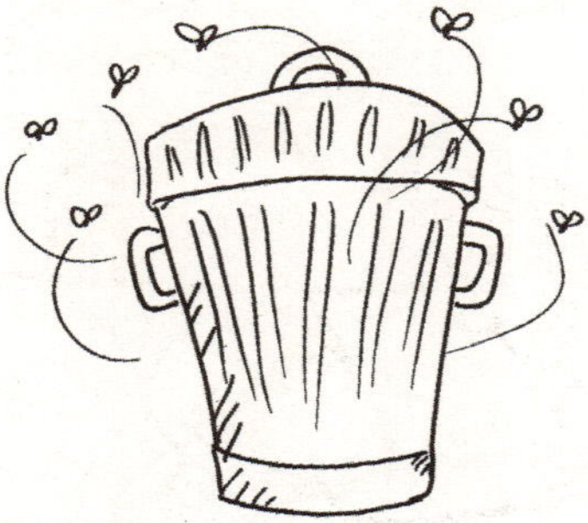

Potresti sentire un gran desiderio di ballare e gridare:
"**SONO LIBERO! SONO LIBERO!**"

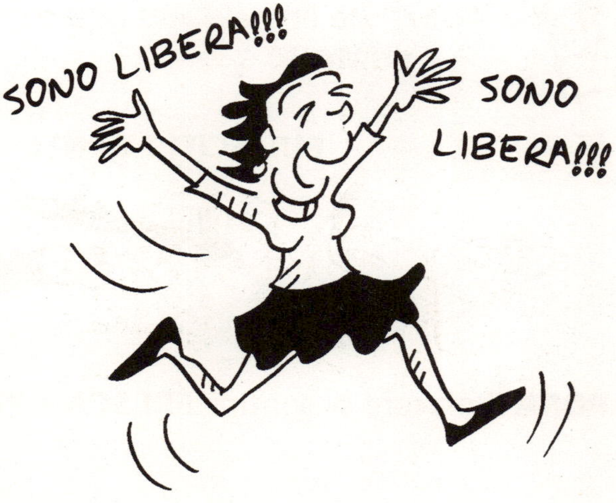

Ora **TOGLITI** quei **VESTITI PUZZOLENTI**.

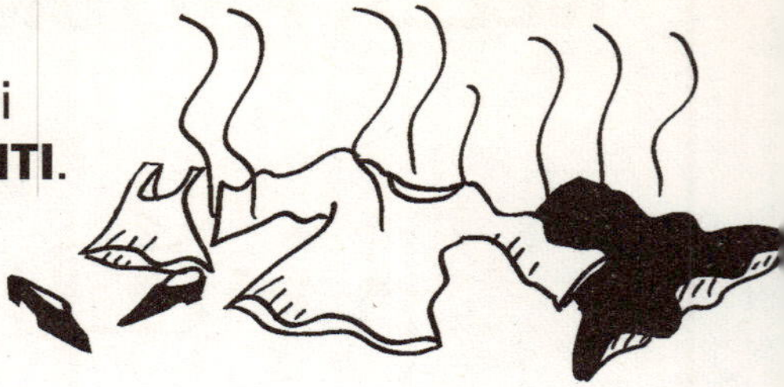

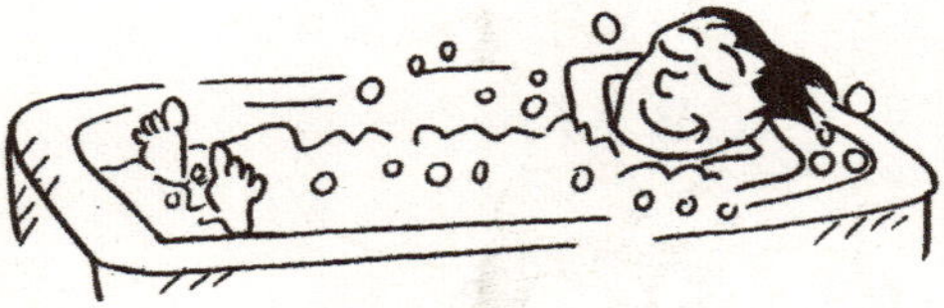

Fatti un bagno, **LUNGO** e **RILASSANTE**.

LAVATI I CAPELLI.

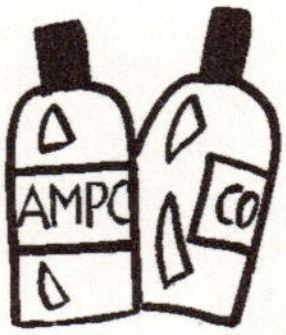

PULISCITI I DENTI.

ASSAPORA il piacere di sentirti **FRESCA** e **PULITA**.

SEI UN MITO!

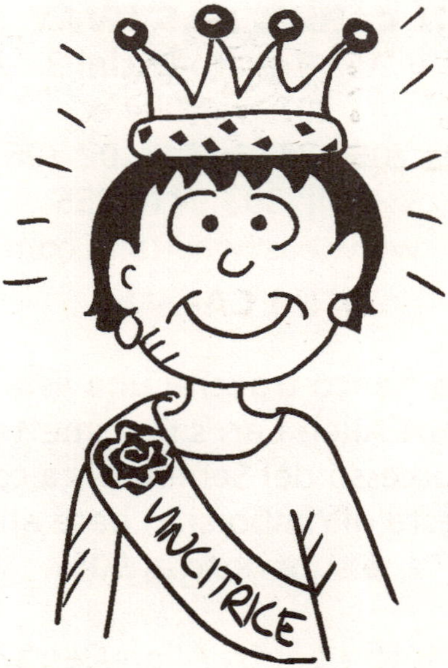

FAI SAPERE ALLA ALLEN CARR'S EASYWAY CHE HAI SMESSO DI FUMARE

Invia un commento con una mail a
info@easywayitalia.com

per informazioni:

ALLEN CARR'S EASYWAY ITALIA
Via Renato Fucini 3
20133 Milano
Tel. 02 7060 2438 Fax 02 7063 8221
Cell: 393 941 7855
www.easywayitalia.com

Nella pagina a fianco troverai una lista dei paesi dove esistono Centri Allen Carr's per smettere di fumare. Il successo dei Seminari, calcolato sulla richiesta di rimborsi in base alla Garanzia, è superiore al 90%.

Presso tutti i Centri Allen Carr's troverai facile smettere di fumare o ti verrà rimborsato quanto pagato. In alcuni Paesi (non in Italia) si tengono anche Seminari per problemi di alcool e di peso. Per contattare il Centro più vicino a te visita
www.allencarr.com

ALLEN CARR'S EASYWAY NEL MONDO

Sede centrale:
Allen Carr's Easyway Int.l
Park House, 14 Pepys Road, Raynes Park
London SW20 8NH
www.allencarr.com
REGNO UNITO

AUSTRALIA
AUSTRIA
BELGIO
BULGARIA
CANADA
CILE
COLOMBIA
CIPRO
DANIMARCA
ECUADOR
FRANCIA
GERMANIA
GIAPPONE
GRECIA
INDIA
IRLANDA
ISLANDA
ISRAELE
ITALIA
LITUANIA
MAURITIUS
MESSICO
NUOVA ZELANDA
NORVEGIA
OLANDA
POLONIA
PORTOGALLO
REPUBBLICA CECA
SERBIA
SINGAPORE
SLOVACCHIA
SUD AFRICA
SVEZIA
SVIZZERA
TURCHIA
USA

Il miglior Buono Sconto che potrai mai dare o ricevere!

BUONO SCONTO

per i CENTRI ALLEN CARR'S EASYWAY

RECUPERERAI IL COSTO DI QUESTO LIBRO QUANDO PARTECIPERAI AD UN SEMINARIO EASYWAY IN QUALUNQUE PARTE NEL MONDO

Vi sono oltre 150 Centri Allen Carr's Easyway in tutto il mondo che garantiscono che troverai facile smettere di fumare o il rimborso totale di quanto pagato.
Sulla base di questa Garanzia il successo è superiore al 90%. Quando prenoterai un appuntamento, menziona questo Buono e riceverai uno sconto pari al prezzo del libro.
Contatta il Centro più vicino per ottenere ulteriori informazioni sui Seminari e per prenotare il tuo appuntamento.

Tel. (+39) 02 7060 2438
www.easywayitalia.com
www.allencarr.com